Training der Impulskontrolle

Doris Freiberger

Training der Impulskontrolle

Ein Manual zur Entwicklungsförderung von Kindern und Jugendlichen

Springer

Doris Freiberger
Sollenau, Österreich

ISBN 978-3-658-26839-8 ISBN 978-3-658-26840-4 (eBook)
https://doi.org/10.1007/978-3-658-26840-4

Die Deutsche Nationalbibliothek verzeichnet diese Publikation in der Deutschen Nationalbibliografie; detaillierte bibliografische Daten sind im Internet über ► http://dnb.d-nb.de abrufbar.

Umschlaggestaltung: debilk Berlin

Lektorat: Eva Brechtel-Wahl
Springer ist ein Imprint der eingetragenen Gesellschaft Springer Fachmedien Wiesbaden GmbH und ist ein Teil von Springer Nature.
Die Anschrift der Gesellschaft ist: Abraham-Lincoln-Str. 46, 65189 Wiesbaden, Germany

Danksagungen

Die Idee zu diesem Manual entstammt aus der Beobachtung heraus. Während eines Gruppentrainings zur Aufmerksamkeit- und Konzentrationsförderung konnten einzelne Kinder beobachtet werden, welche eine problematische Herangehensweise an diverse Aufgabenstellungen zeigten.

In vielen Stunden Recherche und Bearbeitungstätigkeit, aber auch Umsetzung in der in Form einer Studie, konnte das Programm endlich dem Verlag zur Begutachtung vorgelegt werden.

In diesem Zusammenhang möchte ich mich beim Springer-Verlag, und da ganz besonders bei Dr. Lisa Bender und Eva Brechtel-Wahl, bedanken, die es möglich gemacht haben, das vorliegende Programm umzusetzen.

Zu guter Letzt geht mein Dank auch an meine Familie, die ich in der Zeit der Erarbeitung sehr strapaziert habe.

Dankeschön
Doris Freiberger

Vorwort

Um die Lesbarkeit des Programmes zu erleichtern, werden die Begriffe Kinder und Jugendliche synonym eingesetzt. Das Programm kann von Therapeutinnen und Therapeuten und Trainerinnen und Trainern gleichsam zur Anwendung gebracht werden, sodass im vorliegenden Manual von einem Training gesprochen, aber beide Bereiche angesprochen werden.

Warum ein Programm dieser Art?

Kinder mit einer Impulskontrollstörung fallen besonders durch ihre Persönlichkeit auf. Nach außen scheinen sie oft sehr stark zu sein, nach innen jedoch leiden sie an ihrem Unvermögen, Aufgaben so erledigen zu können, wie andere gleichaltrige Kinder. Meist sind Sätze zu hören, welche diese Fehlleistungen in Sätzen, wie „Das mache ich nicht, das ist langweilig" unterstreichen. Tatsächlich war ihr Gedanke, dass sie die gestellte Aufgabe gar nicht bewältigen können. Erst wenn die Aufgabe an ihre persönlich geglaubten Möglichkeiten angepasst wird, wagen sie sich teilweise daran. Auffallend zeigen sich auch ihre Strategien, welche sie für Lösungen anwenden. Meist kontrollierten sie ihren Weg durch einen Blick zum Nachbarn, ob dieser wohl dieselbe Herangehensweise ausführt oder warten auf Hilfe von außen ohne sich bereits mit der Thematik auseinandergesetzt zu haben, schummeln sich irgendwie durch oder erhöhen ihren Selbstwert mit sehr stark wirkenden Aussagen.

Psychologinnen und Psychologen diagnostizieren in manchen Fällen explizit eine „Impulskontrollstörung". Bei der Suche nach gutem Fördermaterial dieser Funktionsstörung stößt man in der Literatur auf die sogenannten „Exekutiven Funktionen" und das Störungsbild der ADHS. Die Impulskontrolle steht also in einem engen Zusammenhang mit diesen Funktionen, welche besonders im Arbeitsgedächtnis zum Tragen kommen. Sind diese nur unzureichend ausgebildet, so leiden die Kinder daran, nur eine mangelhafte Herangehensweise an Aufträge zu besitzen. Da es in anderen Bereichen von Fertigkeiten Manuale, Programme und gut aufbauendes Fördermaterial in Hülle und Fülle gibt und diese im Störungsbereich „Impulskontrollstörung" nicht ausreichend zur Verfügung stehen, soll das vorliegende Manual diesen wichtigen Bereich nun ausfüllen.

Das vorliegende Programm unterscheidet sich von anderen Materialien insofern, denn sein Vorteil liegt darin, dass es komplette Stundenbilder beinhaltet, welche vor dem Training die langwierige Suche nach sinnvollen Inhalten erspart. Es ist nun ganz einfach möglich, anhand einer vorliegenden Diagnose punktgenau dort anzusetzen, wo die Schwächen im Ablauf einer Handlung liegen. Die Fülle an Material sieht vor, in 20 aufbauenden Sitzungen á 60 min den Bereich der Impulskontrolle zu stärken. Das Programm ist ein umfassendes Manual, welches allen Kindern und Jugendlichen zu Gute kommt, die Probleme mit ihrer „Regulation von Impulsen" entwickelt haben.

Das Programm richtet sich an:
- Trainerinnen und Trainer, welche in diesem Bereich tätig sind
- Ergotherapeutinnen und Ergotherapeuten im pädiatrischen Bereich
- andere Therapeutinnen und Therapeuten/z. B. Psychotherapie in diesem Bereich
- Institutionen zur Entwicklungsförderung im Kindes- und Jugendalter
- Kindergärten und Schulen, zur Entwicklung und Festigung der exekutiven Funktionen und/oder als Ergänzung zum Unterrichtsstoff und/oder zur gezielten Förderung im Einzel – oder Gruppensetting
- Eltern und Erzieherinnen/Erzieher, welche ihre Kinder gezielt fördern möchten

Für die praktische Arbeit mit dem vorliegenden Programm wird empfohlen, ein Grundwissen in der Thematik „Impulskontrolle“ mitzubringen, insbesondere die Wirkung der Störung auf die betroffene Person. Ein Basiswissen zur Vermittlung des Störungsbildes ist ebenfalls essentiell, damit ist eine umfassende Psychoedukation für die Erziehungsberechtigten und das Kind möglich. Die „Impulskontrollstörung“ mit all ihren Facetten ist im ICD-10 klar erfasst und hat nichts mit Faulheit oder zu wenig Übung zu tun, sondern ihren Ursprung im Unvermögen Handlungen klar, strukturiert und sicher durchzuführen. Die Ursachenforschung folgt im Theorieteil.

Inhaltsverzeichnis

1 **Impulskontrolle** ... 1

1.1 Das Erscheinungsbild der „Impulskontrollstörung“? ... 2

1.2 „Die exekutiven Funktionen“ ... 2

1.3 Die Entwicklung „Exekutiver Funktionen“ ... 3

1.4 Defizite im Bereich EF und mögliche Folgen ... 4

1.5 Ursachenforschung ... 5

1.6 Umfeld und Entwicklung ... 5

1.7 Diagnostik ... 6

1.8 Komorbide Störungen ... 6

1.9 Training der EF und die Kontrolle von Impulsen ... 7

1.10 Achtsamkeit und EF ... 7

2 **Grundlagenwissen des ImpKon-Trainings** ... 9

2.1 Aufnahme in die Gruppe Aufbau des Programmes ... 10

2.2 Der Umgang mit Materialien ... 11

2.3 Das Besprechungsforum ... 11

2.4 Abläufe und deren Festigung ... 12

2.5 Rückschlüsse aus Beobachtungen von Herangehensweisen ... 12

3 **Der Einsatz von ImpKon-Trainings** ... 13

3.1 Einsatz von ImpKon als Präventionsprogramm im Kindergarten ... 14

3.2 Einsatz von ImpKon im Einzel -/Gruppensetting in der Schule ... 14

3.3 Einsatz von ImpKon im Einzel-/Gruppensetting in außerschulischen Institutionen ... 14

3.4 Einsatz von ImpKon als Trainingsprogramm ... 15

3.5 Einsatz von ImpKon in der häuslichen Förderung ... 15

4 **ImpKon als individueller Förderansatz** ... 17

4.1 Anamnese – und Exploration ... 18

4.2 Sammlung diagnostischer Erkenntnisse ... 18

5 **Ablauf des ImpKon-Trainings** ... 19

5.1 Die zwei großen Abschnitte ... 20

5.2 Stundenaufbau ... 20

5.3 Verstärkerprogramm ... 21

5.4 Impi und die Rennautos ... 22

5.5 Close-up-Stunden ... 22

5.6 Übungsstunden zur Erweiterung und Festigung ... 22

5.7 Einstieg in das Programm ... 22

5.8 Ablauf des Programmes ... 23

6 **Das Programm – die Basisstunden** ... 25

6.1 Basisstunde 1 ... 26

6.2 Basisstunde 2 ... 30

6.3 **Basisstunde** 3 ... 33
6.4 **Basisstunde** 4 ... 35
6.5 **Basisstunde** 5 ... 39
6.6 **Basisstunde** 6 ... 41
6.7 **Basisstunde** 7 ... 44
6.8 **Basisstunde** 8 ... 46
6.9 **Basisstunde** 9 ... 48
6.10 **Basisstunde** 10 ... 50
6.11 **Rückmeldungen im Elterngespräch** ... 52

7 **Das Programm – Die Fertigungsstunden Block** 2 ... 53
7.1 **Festigungsstunde** 1 ... 54
7.2 **Festigungsstunde** 2 ... 56
7.3 **Festigungsstunde** 3 ... 58
7.4 **Festigungsstunde** 4 ... 61
7.5 **Festigungsstunde** 5 ... 64
7.6 **Festigungsstunde** 6 ... 67
7.7 **Festigungsstunde** 7 ... 70
7.8 **Basisstunde** 8 ... 73
7.9 **Basisstunde** 9 ... 75
7.10 **Basisstunde 10 (Close-up-Stunde)** ... 77
7.11 **Rückmeldungen im Elterngespräch** ... 78

8 **Wirksamkeit des ImpKon-Trainings** ... 81
8.1 **Aufbau der Untersuchung der Wirksamkeit** ... 82
8.2 **Evaluation Ergebnisse aus Beobachtungen durch den Therapeuten** ... 83
8.3 **Evaluation aus dem Vergleich von fünf verschiedenen Fragebögen** ... 84
8.4 **Evaluation der Rückmeldungen bei der Elternrunde** ... 87
8.5 **Ergebnisse der Evaluation im Überblick** ... 87

9 **Materialien** ... 89
9.1 **Vorbereitungen zu den Gruppenstunden** ... 90
9.2 **Materialien zu den Stunden** ... 95
9.2.1 Material zu den Stunden 1 – 10 – Wochenaufträge ... 96
9.2.2 Material zu Stunde 9 – Methodenblatt 1 ... 106
9.2.3 Material zu Stunde 10 – Fragebogen zu Close-up-Stunde ... 107
9.2.4 Material zu den Stunden 11 – 10 – Wochenaufträge ... 108
9.2.5 Material zu Stunde 14 – Beispiele zu Stunde Festigungsstunde 4 ... 118
9.2.6 Material zu Stunde 19 – Männchen – Arbeitsblatt ... 119
9.2.7 Material zu Stunde 19 – Methodenblatt 2 ... 120
9.2.8 Material zur Stunde 20 – Fragebogen zur Close- up Stunde ... 121
9.2.9 Material für die Elternrunde – Frage- Evaluationsbogen ... 122
9.2.10 Material für Eltern – Beobachtungsbogen für die weitere Förderung der Impulskontrolle ... 123
9.2.11 Spieleliste ... 124

Serviceteil
Literatur ... 126

Über die Autorin

Mag. (phil.) Doris Freiberger

(geb. 1970) behandelt als Sonder- und Heilpädagogin seit über 10 Jahren Kinder und Jugendliche mit verschiedenen Störungsbildern im Bereich Entwicklungsförderung. Im Jahr 1997 gründete sie dafür eine eigene Institution, das KiZ – Kind im Zentrum – die Praxis für Entwicklungsförderung im Kindes- und Jugendalter. Dort werden Kinder im Einzel- und Gruppensetting in ihrer Entwicklung gefördert. Als Verhaltenstherapeutin mit dem Schwerpunkt Kinder und Jugendliche ist die Autorin auch in diesem Schwerpunkt tätig. Ihr Zentrum bietet unter anderem auch Ergotherapie, Logopädie und andere damit eng verbundene Therapieformen an. Sie lebt im Bezirk Wiener Neustadt (Österreich), ist verheiratet und hat zwei erwachsene Söhne.

Impulskontrolle

1.1 Das Erscheinungsbild der „Impulskontrollstörung"? – 2

1.2 „Die exekutiven Funktionen" – 2

1.3 Die Entwicklung „Exekutiver Funktionen" – 3

1.4 Defizite im Bereich EF und mögliche Folgen – 4

1.5 Ursachenforschung – 5

1.6 Umfeld und Entwicklung – 5

1.7 Diagnostik – 6

1.8 Komorbide Störungen – 6

1.9 Training der EF und die Kontrolle von Impulsen – 7

1.10 Achtsamkeit und EF – 7

D. Freiberger, *Training der Impulskontrolle*, https://doi.org/10.1007/978-3-658-26840-4_1

1.1 Das Erscheinungsbild der „Impulskontrollstörung"?

Kinder und Jugendliche zeigen besonders im Auftreten einer diagnostizierten ADHS (Aufmerksamkeits- Defizit- Syndroms mit Hyperaktivität) (Schneider und Margraf 2009) ein impulsives Verhalten, welches besonders durch das vorschnelle und unbedachte Verhalten umschreiben wird. Es mangelt ihnen an der Inhibition (Hemmung), der Kontrolle der Impulse. Dabei kann die Problematik besonders in Gruppen, z. B. im Kindergarten, in der Schule, aber auch bei außerschulischen Aktivitäten, und anderen ähnlichen Situationen, dazu führen, dass Antwort herausplatzen, bevor noch die Frage vollständig gestellt wurde. Betroffene gehen an Aufgaben heran, ohne Anweisungen abzuwarten, oder ohne diese korrekt zu erlesen bzw. verstanden zu haben, Oft sind massiv abgelenkt und bekommen Aufgabenstellungen gar nicht mir. Das Problem der Bedürfnisaufschiebung wird dabei sichtbar, jedoch auch die Tendenz, bereits ersten auftretenden gespürten Handlungstendenzen folgen zu müssen und Tätigkeiten mittelbar zu beginnen. Dabei werden besonders unmittelbare Belohnungen gesucht, die dieses Verhalten aufrechterhalten. Impulsivität ist demnach die Tendenz, Affekte zu entwickeln, die sehr intensiv und abrupt im Zusammenhang mit Freude und Begeisterung, aber auch durch eine geringere Frustrationstoleranz im Zusammenhang mit den Gefühlen, wie Wut, Ärger, sogar bei kleineren Anlässen auftreten. Oft bringen sich diese Kinder und Jugendlichen oft unbedacht in gefährliche Situationen oder geben sich Aktivitäten hin, welche eine Gefahr in sich bergen.

Die Störung der Impulskontrolle muss jedoch nicht ausschließlich im Zusammenhang mit einer ADHS auftreten. Immer wieder wird dieses Symptom auch als Einzelsymptom sichtbar. Dabei sind in diesem Zusammenhang auftretende Situationen für die betroffenen Kinder, aber auch deren Eltern schwer zu bewältigen. Bei der genaueren Betrachtung dient dieses impulsive Verhalten nicht nur dazu, (leider meist negativ) aufzufallen, sondern vielmehr dazu, innerlich gefühlte Unzulänglichkeiten, Unsicherheiten und ähnliche herabsetzende Gefühle unsichtbar zu machen.

1.2 „Die exekutiven Funktionen"

Barkley (1997) beschreibt exekutive Funktionen als psychologische Prozesse, welche der Ausführung von Handlungen vorausgehen. Diese geistigen Fähigkeiten (Kubesch 2014) steuern unser Denken und Handeln, wenn es notwendig erscheint, da dies nicht automatisiert abläuft. Exekutive Funktionen dienen also als Sammelbegriff für mehrere unterschiedliche geistige Prozesse, sowie auch der Regulations- und Kontrollvorgänge. Sicher erforscht sind, so Kubesch weiter, diese Funktionen noch nicht, jedoch werden drei Kernkomponenten angenommen:

- Arbeitsgedächtnis- als mentaler Notizblock (zum kurzzeitigen Merken und zur Planung) – wichtig als Speicher und zur Verarbeitung von Informationen
- Kognitive Flexibilität (die Fähigkeit, kognitiv gestellten Aufgaben flexibel zu begegnen und zwischen mehreren hin- und herzuwechseln)
- Inhibition (Fähigkeit, Handlungsimpulse willentlich zu unterdrücken)

Impulsgestörte Kinder zeigen in diesem Zusammenhang Beeinträchtigungen (Schneider und Margraf 2009) in der Reaktionshemmung, der Vigilanz (Wachheit), dem Arbeitsgedächtnis und bei der Planung. Angenommen wird auf der motivationalen Ebene, dass die betroffenen Kinder eine erhöhte Abneigung gegen Belohnungsverzögerungen zeigen und sich dadurch auffallend verhalten, um dieser zu entfliehen oder diese zu vermeiden.

Diese Kinder müssten lernen dem ersten (meist unangemessenen) Impuls zu widerstehen und stattdessen kurz innezuhalten, zu überlegen und erst in der Folge wohlüberlegt und bewusst zu handeln. Die Inhibition ermöglicht automatisierte Handlungen oder eingefahrene Denkmuster zu durchbrechen, sodass dabei starres Verhalten willentlich unterbrochen wird. Um diese Funktion zu festigen, ist es notwendig, immer wieder Handlungen und Gedanken zu stoppen und in Zwischenschritten auf das zielführende Verhalten zu prüfen. Sollten bei Zwischenstopps Änderungen notwendig werden, kann ein neuer Weg eingeschlagen und nun dieses angestrebte Ziel verfolgt werden.

Sind die exekutiven Funktionen insgesamt gut entwickelt, so gelingen die Regulation der Impulse und der Emotionen, die Frustrationstoleranz, das planende und vorausschauende Handeln, das logische Danken und das Lösen von Problemen, die Aufmerksamkeitslenkung, sowie deren Fokussierung, ein flexibles und adaptives Verhalten und vieles mehr.

Aus diesem Grund ist es wichtig, diese Funktionen schon im Kindesalter zu fördern und zu fordern, denn impulsgestörte Kinder müssen lernen, ihr Verhalten zu steuern, ihre Aufmerksamkeit zu lenken, sowie Reaktionen und Handlungen, welche sie an ihrer Zielverfolgung hemmen, entgegenzusteuern. Es ist jedoch nicht möglich, nur an der Inhibition zu reifen, sondern die exekutiven Funktionen als unabhängiges und zusammenhängendes System zu betrachten. Das Zusammenspiel dieser Funktionen hilft dem Kind den Alltag zu meistern.

1.3 Die Entwicklung „Exekutiver Funktionen"

Von der Kindheit bis ins junge Erwachsenenalter entwickeln sich die exekutiven Funktionen, wobei sich gerade die Kindheit als Entwicklungshotspot herausstellt. Eine rasche Entwicklung der Funktionen (Kubesch 2014, S. 75 f.) liegt dabei zwischen dem zweiten und dritten Lebensjahr. Danach werden besonders die Inhibition und die kognitive Flexibilität verbessert. Nach dem dritten Lebensjahr wird auch die emotionale Kontrolle als wesentlicher Bereich gesehen. Kinder im vierten und fünften Lebensjahr, mit einer gut entwickelten Inhibition (Hemmung), können dabei nicht nur positive, sondern auch negative Emotionen besser unterdrücken als Kinder mit schlecht ausgebildeten Hemmungsfunktionen.

Demnach spielt die Hirnreifung bei der Ausbildung eine wesentliche Rolle. Schulkinder verfügen bereits über bessere Funktionen als Kindergartenkinder. Trainings sind jedoch ein Leben lang möglich, da das Gehirn in seiner Plastizität formbar ist und bleibt. Erfahrungen durch die Umwelt verändert es und passt es an. Synapsen und Nervenzellenverbindungen bilden und vernetzen sich, bis diese durch wiederholte Nutzung gestärkt sind. Jetzt können die Informationen viel schneller weitergeleitet und verarbeitet werden.

Bei der Entwicklung der exekutiven Funktionen spielt nachweislich der präfrontale Kortex (Kubesch 2014) eine wesentliche Rolle. Parallel zu den inhibitorischen Funktionen ist dieser mit etwa zwanzig bis fünfundzwanzig Jahren ausgewachsen. Dabei nehmen die synaptische Dichte und die Informationsleitung von Nervenzelle zu Nervenzelle ab, das angelegte Netzwerk durch Nervenzellen und der Stoffwechsel im präfrontalen Kortex reifen aus. Motivation und Intelligenz zeigen neben der Entwicklung der exekutiven Funktionen zusätzlich individuelle Unterschiede auf.

In einer förderlichen Umgebung können Kinder ihre gemachten Erfahrungen und Erlebnisse in ersten Spuren anlegen und durch häufiges Wiederholen stärken. Sobald sich die Funktionen nach und nach verbessern (Kindergarten- und Schulalter), umso deutlicher sichtbar werden ihre Fähigkeiten in den Bereichen der Selbstregulation und er Perspektivenübernahme.

Temperamentsunterschiede (Kubesch 2014) werden sichtbar und beispielsweise bei Aufmerksamkeitsunterschieden als „intentionale Kontrolle" bezeichnet. So können Kinder mit einer guten Kontrolle ihre Aufmerksamkeit leichter von negativen Emotionen, wie Aggression weglenken und verfügen über ein größeres empathisches Verhalten als Kinder, deren intentionale Kontrolle noch weniger gut ausgebildet ist.

Während sich in der Emotions- und Verhaltensregulation, welche als Leistungen des Arbeitsgedächtnisses gesehen werden, große individuelle Unterschiede ergeben, zeigen sich auch Entwicklungen der Inhibitionsleistungen bei sieben- bis sechzehnjährigen, wobei in dieser Altersspanne besonders die Verhaltenshemmung verbessert werden können.

Zur deutlicheren Veranschaulichung trennt Kubesch (2016) zwischen „heißen" und „kalten" exekutiven Funktionen.

Unter „heißen" exekutiven Funktionen fallen jene Bereiche in denen es um die Risikobereitschaft, die Gefühls- und Motivationsregulation, Umgang mit Belohnung und der Verstärkung in Verbindung stehender Bereiche im präfrontalen Kortex.

Als „kalte" exekutive Funktionen werden abstrakte Entscheidun1gsprozesse, aber auch zum Beispiel die inhibitorische Kontrolle im abstrakten Kontext und die Verstärkung in Verbindung stehender Bereich im präfrontalen Kortex gesehen.

Kubesch (2017) verweist einerseits auf Möglichkeiten von Testungen im Bezug auf „heiße" und „kalte" exekutiven Funktionen und andererseits auch darauf, dass die Entwicklung dieser Funktionen und der Selbstregulation am besten gelingen können, wenn sie in sozial- emotionalen Kontexten, wie Elternhaus, Kindergarten, Schule und Freundeskreis, aber auch in emotionsreichen Situationen, wie im Spiel oder im Sport herausgefordert werden.

1.4 Defizite im Bereich EF und mögliche Folgen

Die Steuerung von Motivation, Emotionen und der Aufmerksamkeit ist für das gesamte Leben von großer Bedeutung. Die Selbstregulation und damit eingeschlossen die exekutiven Funktionen begleiten uns unser gesamtes Leben und können dies stark beeinflussen. Kubesch erklärt, dass (2016) uns gut angelegte und ausgereifte Funktionen erfolgreicher, gesünder und insgesamt stabiler machen, als weniger gut ausgebildete. Diese mangelhaft gereiften Funktionen würden uns nach einer Längsschnittuntersuchung sogar kriminell, übergewichtig und möglicherweise substanzabhängig machen. Gardener und Moran, so Kubesch (2016) weiter nennen drei wesentliche Dinge zur Förderung:

- Hill – eine lohnende, interessante Aufgabe
- Skill – das notwendige Know-how
- Will – die Motivation und den Willen dazu, diese zu lösen.

Wenn man das Verhalten von Kindern mit einer Impulskontrollstörung beachtet, wird deutlich, dass diese häufig unangemessen reagieren. Sie weinen, schlagen, sind beleidigt, schreien und machen ihrem Unwillen Luft, was leider meist auf eine mangelnde Frustrationstoleranz hindeutet, uns ihre Hilfsbedürftigkeit aufzeigen soll. Sie glauben in diesen Momenten nicht in der Lage zu sein, die gestellte Aufgabe lösen zu können. Ihr momentanes Unvermögen macht jedoch nur auf ihre mangelnde Selbstsicherheit aufmerksam. Mit Geduld und Ausdauer gilt es, die fehlenden Funktionen gezielt zu fördern.

1.5 Ursachenforschung

ADHS, oppositionelles Verhalten, hyperkinetisches Verhalten werden seit einigen Jahrzehnten erforscht. Die Untersuchung der Impulskontrollstörung ist Teil dieser Forschung. Ob nun zwingend aus einem Kind mit einer Impulskontrollstörung ohne ausreichende Förderung automatisch ein unglücklicher Erwachsener mit unzureichendem Handlungsspielraum wird, soll an dieser Stelle nicht beantwortet werden, da schlichtweg Beweise fehlen würden. In bereits vorliegenden Studien zu den genannten Thematiken sind Mischungen mit dem Kontext Aufmerksamkeitsstörung und Hyperaktivität enthalten. Die Impulskontrollstörung alleine wurde dabei noch nicht ausreichend studiert. Aus diesem Grund wäre es eine reine Spekulation und eine einseitige Betrachtung als Ursachen, eine inkonsistente Erziehung und die mangelnde Kontrolle, verbunden mit der fehlenden Aufmerksamkeit auch prosoziales Verhalten am Kind zu erkennen, zu nennen.

Es gibt jedoch Studien, wobei genetische Ursachen mitspielen dürften, wie bei der Entwicklung des präfrontalen Kortexes mit seinen neuronalen Verbindungen. Schädigungen oder Dysfunktionen in diesen Bereichen beeinträchtigen diese wichtige Entwicklung.

1.6 Umfeld und Entwicklung

In weiterer Diskussion steht auch ein problembehaftetes Umfeld als Mitverursacher für die Entwicklung einer Impulskontrollstörung. Als erwiesen gilt auch, (Kubesch 2016), dass Stress in der Erforschung psychosozialen Belastungen ein maßgeblicher Index für die Entwicklung von mangelnden exekutiven Funktionen und damit auch der fehlenden Möglichkeit der Selbstregulation bei Kindern ist. Ein schlechter körperlicher und seelischer Gesundheitszustand und mangelnde sozioökonomischer Status dürften die Entwicklung nachhaltig beeinflussen.

Neben dem Umfeld spielt auch die soziale Bindung eine nicht unerhebliche Rolle. Das Sicherheitsgefühl, das daraus entwickelt werden kann, lässt das Selbstvertrauen reifen, welches weiter die Verhaltenskontrolle und die Selbstregulation daraus ableiten lässt. Auch Geschlechtsunterschiede sind erkennbar. Im Kindergartenalter zeigen besonders Mädchen eine deutlich bessere Verhaltenskontrolle und Selbstregulation als Jungen. Bei der Erforschung dieser Bereiche werden jedoch auch gesellschaftliche und sozial- emotionale Unterschiede sichtbar.

1.7 Diagnostik

Eine Differentialdiagnostik berücksichtigt mehrere Ebenen und umfasst fünf Komponenten (Schneider und Margraf 2009, S. 126)

- Die kognitive, emotionale, physiologische und Handlungsebene
- Multimethodale Diagnostik: Verhaltensbeobachtungen, Testleistungen und physiologische Messungen
- Situationsspezifische Diagnostik untersucht die Lebenssituationen, wie Familie, Schule, Peers,...
- Die Individualdiagnostik erfasst besondere individuelle Ausprägungen psychischer Störungen oder Verhaltensauffälligkeiten und
- Die behandlungsbezogene Diagnostik, welche Hinweise auf die nachfolgende Therapie beinhaltet.

Speziell für die Diagnostik der exekutiven Funktionen wurde ein Testverfahren mit dem Namen BRIEF – Verhaltensinventar zur Beurteilung exekutiver Funktionen erstellt (Drechsler & Steinhausen 2013), welches sich vom Behavior Rating Inventory of Exekutive Function als deutschsprachige Adaption ableitet. Für die Beurteilung der exekutiven Funktionen stehen drei Versionen zur Verfügung: – für Eltern, – Lehrer (6 bis 16-Jährige) und – zur Selbstbeurteilung (für 11 bis 16-Jährige).

Das BRIEF-P – für das Kindergartenalter, also als Preschool Version aufliegt, legt den Fokus auf die häusliche Umgebung und alterstypische Betreuungseinrichtungen und ermöglicht Verhaltensbeurteilungen in verschiedenen Bezügen, wie Lern- und Aufmerksamkeitsstörungen,...

Insgesamt werden für die Diagnostik standardisierte Breitbandverfahren, Anamnese- (Fragen an die Eltern zur Entwicklung) und Explorationsgespräche (auftretenden und eingrenzende Fragen zur vorliegenden Problematik), Checklisten, Fragebögen, Verhaltensbeobachtungen und andere spezifische diagnostische Verfahren herangezogen. Eine effiziente Diagnostik und ein aussagekräftiger Befund dienen der Förderung als solide Grundlage. Daraus gehen alle wesentlichen Antworten hervor und sollte von einer erfahrenen Diagnostikerin/einem erfahrenen Diagnostiker aus klinischer Seite, einer Klinischen- und/oder Gesundheitspsychologin (in Österreich) durchgeführt werden.

Dabei kann eine Impulskontrollstörung klar von einer Störung des Sozialverhaltens, einer ADHS oder von anderen verhaltensauffälligen Störungsbildern abgegrenzt werden.

1.8 Komorbide Störungen

Als Komorbide Störungen treten in diesem Zusammenhang häufig umschriebene Entwicklungsstörungen schulischer Fertigkeiten auf, hier meist eine Lese- und Rechtschreibstörung, eine Rechenstörung, aber auch Störungen der Aufmerksamkeit- und der Konzentration oder Lernstörungen. Als Grund dafür können die unzureichenden Ausreifungen des Arbeitsgedächtnisses gesehen werden, aber auch die mangelnde kognitive Flexibilität und Inhibition. Die Erstellung einer genauen Diagnostik ist hilfreich für eine effizienzbasierende Förderung.

1.9 Training der EF und die Kontrolle von Impulsen

Während in den Bereich des Arbeitsgedächtnisses besonders das logische Denken, das Planen und Setzen von Zielen, sowie die Merkfähigkeit fallen, gehören zur Funktion der Inhibition die Frustrationstoleranz, die Aufmerksamkeitslenkung und die Impulskontrolle und schließlich zur kognitiven Flexibilität das Finden von Entscheidungen, das Reflektieren von Handlungsabläufen und das kreative Denken. Diese genannten Funktionen haben schließlich alle ihren Einfluss auf unsere Möglichkeiten zu handeln, zu denken und zu lernen.

Dabei ist es wichtig, wie das kindliche Umfeld gestaltet ist. Wie ist das Kind darin eingebettet, welches Netz hat es? Wird es gefördert oder beschützt? Ein förderliches Elternhaus bietet Wärme, Sicherheit und ist durch eine feste Bindung gekennzeichnet. Daraus entwickelt das Kind nach und nach Selbstsicherheit und das Zutrauen auch selbstwirksam Ziele zu erreichen. Fehlen dabei wichtige Komponenten, so müssen diese Bereiche einen Ausgleich finden. Auch die umgekehrte Situation, ein überbehütendes/schützendes Elternhaus hemmt die Entwicklung der exekutiven Funktionen, da durch den fehlenden Handlungsspielraum zu wenige Lernerfahrungen gemacht werden können. Symbiotische Beziehungen zwischen Eltern und ihren Kindern sind dabei ebenso wenig förderlich. Eine Ausgewogenheit an gegenseitigem Vertrauen, Selbsterprobung und Lob fördert die Selbstsicherheit und lässt Kinder in ihrer Gesamtpersönlichkeit reifen. Darunter fällt auch die Reifung der exekutiven Funktionen.

1.10 Achtsamkeit und EF

Achtsamkeit, als therapeutisches Prinzip hat seinen Ursprung in der östlichen Meditation. Dabei ist eine offene, nicht wertende Haltung gemeint, welche die im Hier- und Jetzt gemachten Erfahrungen bewusst erleben lässt. Der achtsame Umgang mit Situationen lässt diese besser individueller und bewusster verarbeiten. Für den therapeutischen Zugang sind neben dem Erwachsenenbereich auch für Kinder eine Reihe von Programmen erarbeitet worden, welche die Thematik der Achtsamkeit beinhalten und neben anderen Inhalten auch jene zur Förderung der exekutiven Funktionen kindergarten- und schulspezifisch zum Einsatz kommen.

Im vorliegenden Manual sollen Kinder durch den Einsatz von Achtsamkeit in verschiedenen Fantasiereisen und mittels autogenen Trainings Möglichkeiten erlernen, die ihnen helfen, körperlich zur Ruhe zu kommen. Anfangs wird dies noch nicht so gelingen, daher werden diese Inhalte erst zu einem späteren Zeitpunkt im Programm eingesetzt. Gerade dann, wenn sich die Kinder bereits als Teil der Gruppe erleben können, hat diese Methode einen wichtigen Stellenwert. Das Erleben von Ruhe und das eigene Fühlen von Entspannung dienen dabei als Vorlage. Die erarbeiteten Inhalte können in Situationen, welche Kinder an ihre Grenzen führen, zum Einsatz kommen, sodass diese in der Folge als weniger stark wahrgenommen werden. Wichtig ist, dass diese Übungen nur dann eingesetzt werden, wenn sich die Kinder in der Gruppe als sicher erleben können. Außerdem ist es wichtig, dass die Trainerin/der Trainer diese gut vorbereitet, selbst Erfahrungen mit den Inhalten mitbringt und auch die Kinder auf gewisse Grundlagen und Regeln während der Übungen aufmerksam macht. Nur dann gelingt es den Kindern, sich aus diesen Übungen auch notwendige Inhalte mitzunehmen.

Grundlagenwissen des ImpKon-Trainings

2.1 Aufnahme in die Gruppe Aufbau des Programmes – 10

2.2 Der Umgang mit Materialien – 11

2.3 Das Besprechungsforum – 11

2.4 Abläufe und deren Festigung – 12

2.5 Rückschlüsse aus Beobachtungen von Herangehensweisen – 12

D. Freiberger, *Training der Impulskontrolle*, https://doi.org/10.1007/978-3-658-26840-4_2

2.1 Aufnahme in die Gruppe Aufbau des Programmes

Das Manual umfasst 20 Einheiten zu je 60 min. Dabei wird zwischen der zehnten und elften Einheit eine Elternrunde als Zwischengespräch eingesetzt. Darin werden einerseits Informationen aus dem Ablauf der Gruppensituationen und einzelner Kinder weitergegeben, andererseits auch Rückmeldungen seitens der Eltern ermöglicht. Dies hat sich als zielführend erwiesen. Manchmal entwickeln sich auch Freundschaften zwischen den Eltern, sodass die Kinder auch hier noch einen Mehrwert verzeichnen können.

Wenn die Gruppe nur von einer Person geleitet wird, empfiehlt sich eine Gruppengröße von minimal drei und maximal vier Kindern. Befinden sich die Kinder zwischen 6 und 8 Jahren, kann zu jedem Kind ein Elternteil als Unterstützung mitgenommen werden. Dies gilt jedoch dann für die gesamte Gruppe. Die Eltern fungieren dabei als Hilfesteller besonders in den ersten Einheiten, bis sich „jedes" einzelne Kind in der Gruppe sicher fühlt. Meist fallen Kinder mit einer Impulskontrollstörung durch ihr Benehmen auf, welches in der Arbeit in der Gruppe häufig als störend empfunden wird. Die Eltern haben dabei die Aufgabe, ihre Kinder zu stärken und sie zu unterstützen, jedoch nicht ihr „Sprachrohr" zu sein. Gleichzeitig erhalten sie einen umfassenden Einblick in das Training und können so ihr Kind auch zu Hause besser unterstützen. Die Trainerin/der Trainer fungiert zudem auch als Vorbild und geht ruhig und bedacht mit schwierigen Situationen um.

Kinder zwischen 8 und 12 Jahren können erfahrungsgemäß das Training selbstständig besuchen. Sie sind meist schon in ihrer Persönlichkeit gefestigter. Dennoch wird empfohlen, pro Kind ein Elternteil in der nochmaligen Wiederholung der Trainingsinhalte am Beginn der ersten Einheit (Dauer: rund 30 min) bewohnen zu lassen, denn so werden die wichtigen Inhalte, wie der Stundenaufbau, die Inhalte und die Beobachtungsaufgaben für zu Hause nochmals transparent gemacht. Wird deutlich, dass das ein oder andere Kind noch Unterstützung benötigt, so kann vereinbart werden, dass auch hier jedes Kind ein Elternteil so lange dabei behält, bis alle Kinder die notwenige Sicherheit mitbringen. Gegebenenfalls kann für Kinder, welche sich sehr schwertun auch abgemacht werden, dass das Elternteil/die Bezugsperson im Vorraum aufhält, um notwendiger Weise darauf zurückgreifen zu können. Dies empfiehlt sich besonders, wenn die Gruppe nur von einer Trainerin/einem Trainer geführt wird. In diesem Fall kann auf die Verrechnung von Punkten, das Aufteilen in Teams verzichtet werden, um den Ablauf nicht unnötigerweise für die Trainerin/den Trainer kompliziert zu machen.

Sind zwei Trainerinnen/Trainer zur Verfügung kann auf eine Teilnehmerzahl von maximal sechs Kindern erhöht werden. In diesem Fall ist die/der Co- Trainer/in für die Verrechnung der Punkte und zur Unterstützung einzelner Kinder, aber auch für die eine oder andere Aufgabe zuständig. Es ist von großer Relevanz, dass beide Trainer als gleichwertig gesehen werden, damit beim Ausfall einer/s Trainerin/s (z. B. bei Krankheit) die/der andere die Gruppe trotzdem leiten kann und es zu keinen Terminausfällen kommen muss.

Im Programm selbst enthalten sind neben unserem Wochenthema, welches in Form einer Geschichte und des anschließenden Besprechungsforums bearbeitet wird, auch Aufträge, welche die Kinder absolvieren. Dabei handelt es sich um Gruppenübungen, welche durch Bewegung gekennzeichnet sind, oder kognitive Inhalte beinhalten, aber auch Übungsaufgaben zum Umgang mit Achtsamkeit, wie Übungen mit autogenem Charakter oder Fantasiereisen. Die zuletzt genannten Übungen setzen erst zu einem späteren Zeitpunkt ein, da die Gruppenteilnehmer die notwenige Selbstsicherheit benötigen, um den Ablauf nicht zu stören.

Alle Inhalte sind so angelegt, dass sie die Förderung aller drei exekutiven Funktionen insgesamt gewährleisten. Wie im Theorieteil darauf hingewiesen, hängen alle drei Bereiche untrennbar miteinander zusammen, sodass über die Stärkung des Arbeitsgedächtnisses, auch die Flexibilität und die Inhibition gefestigt werden und umgekehrt. Die Kontrolle von Impulsen, welche es manchen Kindern so schwermachen, ruhig zu bleiben und mitzuarbeiten, wird dabei als ein Teil der Inhibition als Messinstrument eingesetzt. Nach und nach sollten alle Kinder in der Gruppe ruhiger werden, nicht nur, weil sie sich in ihrer Rolle in der Gruppe sicher fühlen können, sondern weil sie sich einerseits bei der Erarbeitung des Wochenthemas individuell und facettenreich in die Gruppe einbringen können, wobei Ängste, Sorgen, aber auch Stärken und Schwächen aufgegriffen und besprochen werden können, andererseits auch durch ihre individuellen Beobachtungen bei den Wochenaufträgen nachreifen können.

Nachdem die Inhalte aller 20 Einheiten mit dem Zwischengespräch abgeschlossen sind, wird ein Nachgespräch in der Form einer Elterngruppe abgehalten, wobei wieder zahlreiche Informationen beider Seiten vermittelt werden. Diese ist sinnvoll, um auch andere Erziehungsmodelle der anderen Elternteile und damit neue Möglichkeiten kennen zu lernen, welche übernommen, aber auch abgelehnt werden können.

2.2 Der Umgang mit Materialien

Es ist für die Trainerin/den Trainer wichtig, zunächst die Inhalte einzelner Stundenbilder genau zu erarbeiten, um einen reibungslosen Ablauf zu gewährleisten. Die Vorbereitungen beinhalten neben der Platzierung der Hinweiskarten, der Goldenen Regel- Karte und er Wochenaufträge für jedes Kind, auch das Zurechtlegen benötigter Materialien für verschiedene Inhalte und Übungen, wie das Vorbereiten eines Polsterkreises, das Herrichten eines langen Seiles, oder andere Materialien. Es empfiehlt sich deshalb dies vorher zu prüfen. Außerdem erhält jedes Kind am Stundenende einen Puzzleteil. Das fertige Puzzle und die dazugehörige Grundplatte müssen dafür für jedes Kind zunächst jeweils einmal kopiert werden. Pro Stunde wird ein Puzzleteil ausgeschnitten. Das letzte Teil sollte das mit dem Pokal- 1. Platz sein.

2.3 Das Besprechungsforum

Als neue Form der Intervention kommt das Besprechungsforum ins Spiel. Darin sind die Kinder auf sich alleine gestellt. Die Trainerin/der Trainer nimmt dabei nur eine Beobachtungsrolle ein. Eines der Kinder darf dabei die Rolle der Leitung übernehmen, auf Unterbrechungen durch impulsive Handlungen mittels unserer Karten hinweisen, sowie den gestellten Auftrag gemeinsam mit allen Kindern anleiten. Darin geht es um Problemstellungen, welche mittels gestellter Aufgaben zur gemeinsamen Bearbeitung kommen. Das Ziel des Forums soll sein, neue Verhaltensweisen in der Kleingruppe zu entwickeln, um damit die Trainerin/den Trainer nicht als Besserwisser/in in den Vordergrund zu bringen.

2.4 Abläufe und deren Festigung

Durch die Überleitung der letzten Stunde zur aktuellen Stunde mittels Beobachtungsauftrag gelingt es der Trainerin/dem Trainer bereits abzusehen, ob und was einzelne Kinder aus dieser Übungs- oder Beobachtungssequenz mitnehmen können. Daher ist es wichtig, die Eltern darauf hinzuweisen, dass die Beobachtungsaufträge einen wesentlichen Inhalt des gesamten Trainings ausmachen. Nur dadurch gelingt es den Kindern ihre kognitiven Verhaltensmuster zu überdenken und zu adaptieren, ihr Arbeitsgedächtnis zu trainieren und schließlich ihre Impulse mittels Festigung der Inhibition zu kontrollieren. Für die weitere Beobachtung nach dem Training gibt es eine Kopiervorlage, die immer dann zum Einsatz kommt, wenn einzelne Kinder teilweise wieder in alte Verhaltensmuster zurückfallen. Darin sind kompakt mehrere wichtige Beobachtungsinhalte zusammengefasst und können so über ein oder mehrere Wochen eine erneute Beobachtung finden. Das Training gelingt aus diesem Grund deshalb, da der Fokus nicht auf negativem Verhalten (wie es bei Kindern, welche als störend empfunden werden leider häufig passiert), sondern ausschließlich auf positivem Verhalten liegt und mittels Verstärkersystem (hier: Puzzleteil, es können aber Verstärker eingesetzt werden oder auch ein Verstärkerplan für andere Inhalte zu Hause zum Einsatz kommen) unterstützt wird. Positive Rückmeldungen von Seiten der Eltern und der Lehrkräfte dienen als zusätzliche Motivatoren.

2.5 Rückschlüsse aus Beobachtungen von Herangehensweisen

Meist sind impulsgestörte Kinder nicht aus Absichtsgründen schwierig, sondern sie erleben immer wieder Situationen, in denen sie über negatives Verhalten, Verstärkung und Aufmerksamkeit erfahren. Dadurch kommt es zur Aufrechterhaltung und Festigung dieser Verhaltensweisen. In der Verhaltenstherapie kann dieses Verhalten über ein sogenanntes S-O-R-K-C- Modell genau erarbeitet werden, um genau die auslösenden und aufrechterhaltenden Bedingungen herauszuarbeiten. In ähnlicher Form dienen die Beobachtungsaufträge zum Aufbrechen dieser gefestigten Muster und bedingen eine Adaption.

Erfahrungsgemäß werden erste positive Verhaltensänderungen bereits nach den ersten zehn Einheiten deutlich. Die weiteren zehn Einheiten dienen der Festigung der bereits beobachteten neuen Verhaltensweisen und werden daher dringend empfohlen.

Der Einsatz von ImpKon-Trainings

3.1 Einsatz von ImpKon als Präventionsprogramm im Kindergarten – 14

3.2 Einsatz von ImpKon im Einzel -/Gruppensetting in der Schule – 14

3.3 Einsatz von ImpKon im Einzel-/Gruppensetting in außerschulischen Institutionen – 14

3.4 Einsatz von ImpKon als Trainingsprogramm – 15

3.5 Einsatz von ImpKon in der häuslichen Förderung – 15

D. Freiberger, *Training der Impulskontrolle*, https://doi.org/10.1007/978-3-658-26840-4_3

Das ImpKon-Training kann nicht nur in therapeutischen Gruppen eingesetzt werden, sondern auch in zahlreichen anderen Bereichen.

3.1 Einsatz von ImpKon als Präventionsprogramm im Kindergarten

So empfiehlt sich der Einsatz zum Beispiel als Präventionsprogramm im Kindergarten in der Kleingruppe. Dabei werden in Sequenzen Kinder aus der Gruppe genommen und mit diesen gezielt die Inhalte bearbeitet. Die Übungen zu den exekutiven Funktionen können gegebenenfalls auch in der Großgruppe erfolgen, wenn die betroffenen Kinder von jeweils einer Pädagogin gestützt werden. Beim Einsatz des Trainings im Kindergarten ist ebenfalls auf eine positive Verstärkung großer Wert zu legen, da besonders Kinder in dieser Altersgruppe im Bereich der Selbstsicherheit reifen. Gemeinsam mit einzelnen Elternteilen kann neben der gezielten Beobachtung zu Hause, auch im Kindergarten auf positive Verhaltensweisen positiv reagiert werden, um diese nachhaltig zu verstärken. Die Umsetzung als Präventionsprogramm im Kindergarten braucht dabei eine engagierte, interessierte und motivierte Pädagogin. Das was Kinder in dieser Altersgruppe im Kindergarten lernen, wirkt stark festigend und legt wichtige Bausteine in der Persönlichkeitsentwicklung bzw. Entfaltung.

3.2 Einsatz von ImpKon im Einzel -/Gruppensetting in der Schule

Natürlich ist der Einsatz neben dem Kindergarten auch in der Schule im Gruppensetting möglich. Dabei können bis zu acht Kinder, welchen das Manual vorgegeben wird, von einer oder zwei Lehrkräften mit der Unterstützung der Elten (Beobachtungsaufträge) gezielt gefördert werden. Dabei braucht es keine Veränderungen der Inhalte. Das Programm wird wie angegeben in 20 Einheiten über 20 Wochen hindurch absolviert.

3.3 Einsatz von ImpKon im Einzel-/Gruppensetting in außerschulischen Institutionen

Für den außerschulischen Einsatz des Manuals im Einzel-/oder Gruppensetting wird der Aufbau wie vorgesehen empfohlen. Natürlich können die Stunden auch mit nur einem Kind bearbeitet werden, wobei einzeln Übungen dann durch andere ersetzt werden müssten, da diese nur in der Gruppenintervention möglich sind.

Positiv bei der Einzeltherapie ist die uneingeschränkte Aufmerksamkeit für ein Kind. In diesem Fall kann mittels Selbstinstruktion auch besonders an der Arbeitshaltung, der Aufmerksamkeit, also dem Arbeitsgedächtnis gearbeitet werden, ohne die anderen Bereiche der exekutiven Funktionen zu vernachlässigen.

Weniger zielführend wird die Einzelbearbeitung deshalb sein, da das Verhalten meist erst im Gruppengefüge (meist mangelnde Selbstsicherheit) sichtbar wird und die gesamte Gruppe als Vorbildfunktion gesehen werden kann. Freundschaften entstehen oder meist positive Verhaltensweisen anderer werden abgeschaut. Das Reifen in der Gruppe ist die Stärke des Programmes.

3.4 Einsatz von ImpKon als Trainingsprogramm

Bisherige Erfahrungswerte zeigen auf, dass das ImpKon- Training sowohl mit den Kindern alleine, aber auch mit jeweils einem Elternteil pro Kind als gute Möglichkeit gesehen werden, exekutive Funktionen zu stärken. Als wesentliches Element für das Gelingen dieser Gruppenintervention zählt der Beobachtungsauftrag. Wenn dieser immer wieder gegessen oder nicht absolviert wird, zeichnet sich bereits nach mehreren Stunden eine Lücke ab, welche nur schwer wieder aufzuholen ist. Die Beobachtung von bestimmten positiven Elementen in Situationen und die damit im Zusammenhang stehende Gefühlslage in diesem Moment ist demnach eine Schlüsselstelle des gesamten Manuals.

3.5 Einsatz von ImpKon in der häuslichen Förderung

Natürlich kann auch der Einsatz des ImpKon- Trainingsmanuals in der häuslichen Förderung empfohlen werden. Dafür ist jedoch eine genaue Anleitung notwendig, die bestenfalls von einer/m Verhaltenstherapeutin/en gemacht wird, da eine Vielzahl einzelner Elemente des Manuals verhaltenstherapeutische Interventionen sind. In diesem Zusammenhang kann erwähnt werden, dass hier die Familie in der Gesamtheit bedachter mit Situationen umgehen lernen kann. Es ist demnach ratsam, dass das Training von der gesamten Familie durchgearbeitet wird, damit jeder in seiner Rolle Selbstbeobachtungen durchführen und gegebenenfalls adaptieren kann. Eine genaue Bearbeitung des bereits erwähnten S-O-R-K-C- Modelles durch eine Verhaltenstherapeutin im Vorfeld wäre demnach zielführend und trägt maßgeblich zum Gelingen bei.

ImpKon als individueller Förderansatz

4.1 Anamnese – und Exploration – 18

4.2 Sammlung diagnostischer Erkenntnisse – 18

D. Freiberger, *Training der Impulskontrolle*, https://doi.org/10.1007/978-3-658-26840-4_4

Als individuellen Förderansatz bietet das Manual insgesamt eine Vielzahl an interessanten Inhalten, Übungen und Möglichkeiten, welche dafür abgeleitet werden können, obwohl das Manual vorwiegend als Gruppenintervention gedacht ist.

4.1 Anamnese – und Exploration

Besonders im Erstgespräch ist es erfahrungsgemäß wichtig, eine Fülle an Informationen für die Förderung zu sammeln. Wenn im Zusammenhang mit der Förderung keine umfangreiche Diagnostik vorliegt, so können besonders Informationen aus

- Anamnese- (Informationen zur Entwicklung des Kindes von Schwangerschaft bis jetzt, inklusive Erkrankungen, Veränderungen im Alltag, …) und
- Exploration (aktuelle Situation und Gründe für eine Intervention) dienlich sein, eine geeignete Intervention zu finden.
- In diesem Zusammenhang finden sich gehäuft Informationen, die auf belastende Situationen, welche auf die Eltern wirken (Scheidung, Tod eines nahen Familienmitgliedes, Arbeitslosigkeit, andere Verluste) hinweisen.
- Daraus, aber auch Verhaltensmuster in der Familie geben Hinweise auf mögliche Interventionen.

Oft empfiehlt es sich, neben der Förderung in der Gruppe auch Erziehungsberatung anzubieten, um einen positiven Blick auf die Stärken des Kindes legen zu können, auf welche aufgebaut werden kann.

4.2 Sammlung diagnostischer Erkenntnisse

Aus bisherigen gesammelten Erkenntnissen aus Diagnostik- Berichten von Kindern, welche an dieser Gruppen- Intervention teilnehmen, wird sichtbar, dass ein Großteil der Kinder Mängel in ihrer bisherigen Entwicklung aufweisen. Häufig handelt es sich um Kinder, welche in Familienverbänden groß werden, in welchen Probleme gehäuft auftreten (Jobverlust, finanzielle Sorgen, Zukunftsängste der Eltern, Alleinerzieher, unstabile Elternteile, psychisch belastete Familien,...), haben einen Elternteil oder eine nahe Beziehungsperson verloren, wachsen übergehütet und stark beschützt auf und haben aus diesem Grund nur wenig Übungsmöglichkeiten. Es mangelt den Kindern an Vorbildern, wie mit schwierigen Situationen umgegangen werden kann, an Strategien, welche eingesetzt werden können, an Möglichkeiten, Reaktionen anderer nicht so nahe an sich heranzulassen oder nicht persönlich zu nehmen. Es fällt auf, dass sich diese Kinder oft nur körperlich wehren können, anstatt sich verbal abzugrenzen oder einfach Dinge stehen zu lassen. Aus diesem Grund wurden im ImpKon-Manual Situationen und Wochenthemen gesammelt, die bei den meisten Kindern Schwierigkeiten aufzeigen. Gemeinsam werden neue Strategien erarbeitet und beobachtet, Lösungen gefunden und umgesetzt.

Ablauf des ImpKon-Trainings

5.1 Die zwei großen Abschnitte – 20

5.2 Stundenaufbau – 20

5.3 Verstärkerprogramm – 21

5.4 Impi und die Rennautos – 22

5.5 Close-up-Stunden – 22

5.6 Übungsstunden zur Erweiterung und Festigung – 22

5.7 Einstieg in das Programm – 22

5.8 Ablauf des Programmes – 23

D. Freiberger, *Training der Impulskontrolle*, https://doi.org/10.1007/978-3-658-26840-4_5

Auf die Impulskontrolle, die bei mangelnder Kontrollfunktion als negativ sichtbarer Teil der Inhibition auftritt und letztlich als Teil der exekutiven Funktionen gilt, wird in diesem Manual das Hauptaugenmerk gelegt. In mindestens drei Gesprächen und 20 Einheiten wird gemeinsam mit den Kindern an Strategien gearbeitet, wie sie diesen Teil maßgeblich verbessern können und der ihnen letztlich zu mehr Selbstsicherheit verhilft.

5.1 Die zwei großen Abschnitte

Das ImpKon- Programm besteht aus zwei großen Abschnitten. Neben den Vorgesprächen kommt es im ersten Abschnitt, den Basisstunden 1–9 mit der daran anschließenden Close- up Stunde, zur Erarbeitung von grundlegenden Inhalten. Darauf aufbauend, werden bereits erarbeitete Themen vom Basisabschnitt, mit dem zweiten Abschnitt in Verbindung gebracht. Dabei treten nun Gefühle, welche in verschiedenen Situationen auftreten in den Vordergrund und werden in neun Festigungseinheiten inklusive einer weiteren Close- up Stunde bearbeitet.

5.2 Stundenaufbau

Alle ImpKon-Stunden werden nach einem gleichbleibenden Konzept aufgebaut. Dies bringt den Kindern Sicherheit und Struktur, gerade das, was den Kindern häufig fehlt. Vom Ablauf her, wissen sie dann genau, wann welcher Punkt an der Reihe ist. Außerdem erleichtert dies den Ablauf für die Trainerin/den Trainer.

- **Die Überleitung zum Start in die Stunde**

Zunächst wird eine gezielte Überleitung von der letzten in die neue Stunde hergestellt. Dabei werden die Kinder einzeln und direkt befragt, was, im Bezug auf die Inhalte des Programmes, sich in der letzten Woche ereignet hat. Bei den Überleitungen kann jedes einzelne Kind seine gemachten Beobachtungen in den Vordergrund stellen, die anderen Kinder müssen stattdessen abwarten. Dabei ist es wichtig, dem Kind, welches an der Reihe ist, einen dafür gleichbleibenden Zeitumfang (Sanduhr) einzuräumen. Das Ziel dabei ist, Erfahrungen zu machen, dass auch Inhalte anderer Kinder für die eigene Persönlichkeit relevant sein können. Diese Übung ist wichtig und muss von Beginn an geübt werden. In der ersten Stunde steht natürlich das Kennen lernen und die Klärung des Aufbaues der folgenden Stunden im Vordergrund. Dafür ist es notwendig, einzelne Teile gezielt und positiv besetzt zu vermitteln. Bei kleineren Kindern hat sich die Vermittlung via Handpuppe, namens Impi, als zielführend gezeigt. Impi ist Rennfahrer. Er hat viel Verantwortung und muss damit sehr strukturiert und verantwortungsvoll vorgehen. Mögliche Situationen, in welcher er geraten kann, sollte er erkennen, überdenken, abwägen und erst dann reagieren. Hierfür ist bereits der Ablauf festgelegt. Immer wieder gerät Impi in verschiedene Situationen. Um diese auch selbst meistern zu können, werden aufbauende Aufgaben gestellt, welche von den Kindern entweder einzeln, teilweise auch gemeinsam gelöst werden. Das Ziel jeder Einheit ist es, ein neues Puzzleteil zu sammeln. Impi möchte jedem Kind gezielt zeigen, wie wichtig verantwortungsvolles, strukturiertes und überlegtes Handeln ist, um weniger in Konflikte mit anderen zu geraten, aber auch nicht dauernd an gesellschaftliche Grenzen zu stoßen.

- **Das Besprechungsforum**

Das Thema der Stunde fließt in einer Geschichte ein, wobei sich der erste Inhalt um „die goldene Regel" handelt. Dabei ist es wichtig zu erkennen, dass das Verhalten der anderen Menschen, maßgeblich durch das eigene beeinflusst werden kann. Nach und nach werden jedoch Themen behandelt, welche die Kinder immer wieder betrifft. Die Inhalte werden im Anschluss daran in Form von vorgegebenen Fragen von den Kindern gemeinsam bearbeitet. Lösungen werden im Anschluss der Trainerin/dem Trainer erklärt. Die besprochenen Lösungsmöglichkeiten sollen in der darauffolgenden Woche im Feld ausprobiert werden. Die damit in Verbindung stehenden Erfahrungen stehen in der nächsten Überleitung im Mittelpunkt.

- **Der erste Auftrag**

Dieser Auftrag bezieht sich meist auf das Arbeitsgedächtnis. Die Kinder erhalten dabei die Möglichkeit, zu zeigen, was sie bereits können. Diese Aufgabe wird in der Einzelarbeit, aber in der Gruppe gelöst.

- **Der zweite Auftrag**

In diesem Auftrag werden die Kinder in der Bewegung und in ihren Sinnen geschult. Der Themenauftrag wird spielerisch an diesen Schwerpunkt immer neu angepasst. Jedes Kind arbeitet im Team und dabei für sich.

- **Impi vergibt ein Puzzle-Teil an die Gruppe**

Bevor Impi ein Puzzle- Teil vergeben kann, überlegt die Gruppe gemeinsam, was in dieser Stunde besonders positiv gelaufen ist. Die Trainerin/der Trainer rechnet die Pluspunkte ab. Zum Abschluss bittet sie/er jedes Kind seine persönlichen Beobachtungen im „Das nehme ich mit, das lasse ich da", kurz zu erzählen.

- **Der Wochenauftrag**

Der Wochenauftrag bezieht sich auf die Gruppenstunde und gibt jedem Kind die Gelegenheit, sich in der nächsten Stunde gezielt einzubringen. Der Auftrag ist den Eltern bekannt und die Kinder sollen diesen gemeinsam mit den Eltern erarbeiten. Dabei können und sollen, bezogen auf das Wochenthema, positive Beobachtungen aus dem Schulalltag und aus dem familiären Umfeld im Bogen erfasst werden. Gemachte Beobachtungen werden anhand der Spaltentechnik aufgezeichnet.

5.3 Verstärkerprogramm

ImpKon ist als Verstärkerprogramm aufgebaut, welches in der Verhaltenstherapie als Intervention im Bereich Kinder und Jugendliche fungiert. Dabei sollen positive Verhaltensmuster verstärkt und negative in den Hintergrund gestellt werden. Als positive Verstärker werden Impis Puzzleteile, aber auch das Lob für die Einzelarbeiten und die Teamwertung eingesetzt. Die Kinder können dabei in ihrer Persönlichkeit wachsen und in unterentwickelten oder mangelnden Entwicklungsbereichen nachreifen.

5.4 Impi und die Rennautos

Impi der Rennfahrer führt uns dabei durch das Programm. Stellvertretend kann für Impi eine Sockenpuppe zum Einsatz kommen. Diese selbstgefertigte Handpuppe bestehend aus einer Socke mit befestigten Augen, Haaren aus Wolle und einem großen mit Handrücken und Daumen bewegbaren Mund (eine Bastelanleitung befindet sich im Anhang) unterstützt den Trainer bei der Bearbeitung des Wochenthemas. Dies erleichtert die klare Abtrennung zwischen Trainer, problembehaftete Person (Impi) und den Kindern. Diese Art des Stundenaufbaues hat sich auch in anderen Gruppentrainings als positiv erwiesen. Hier hat Impi das Problem, dass er gerne an einem Rennen durch die Wüste teilnehmen möchte. Andere Rennfahrer halten unseren Impi jedoch für zu unerfahren, verantwortungslos und untalentiert. Impi stellt die Kinder in jeder Stunde vor ein Problem, welches auch die Kinder manchmal durchleben. Gemeinsam erfolgt die Bearbeitung der Aufgabenstellung, woraus neue, mögliche Verhaltensweisen abgeleitet werden. In der Zeit bis zur nächsten Gruppeneinheit sollen diese besprochenen Verhaltensideen geübt und positive Situationen im Beobachtungsbogen erfasst werden. Dies hilft den Kindern Erfolge zu sammeln, welche sie in der nächsten Einheit vorstellen dürfen und dafür Anerkennung und Lob erhalten. Diese positiven Eindrücke festigen nach und nach die Persönlichkeit des Kindes und lassen es seine bisher häufig negativ gemachten Erfahrungen im sozialen Kontext nachhaltig verbessern.

5.5 Close-up-Stunden

Nach neun Einheiten wird in einer „Close-up-Stunde" eine Verbindung der neun Basis- bzw. Festigungseinheiten passieren. Dabei werden die erarbeiteten Inhalte von jedem Kind in einer Einzelarbeit nochmals bearbeitet und in Erinnerung gerufen. Nun wird sichtbar, in welchen Bereichen eine Nacharbeit gemeinsam mit den Eltern oder in Einzelstunden sinnvoll ist.

5.6 Übungsstunden zur Erweiterung und Festigung

Wenn einzelne in der Close-up-Stunde gezeigten Bereiche noch zu wenig verstanden und gefestigt sind, können diese mit den Eltern besprochen und in Erweiterungsstunden im Verhaltenstraining nachbearbeitet werden. Natürlich kann dieser Bereich auch an die Eltern ausgelagert werden, wenn diese umfangreich dafür angeleitet werden.

5.7 Einstieg in das Programm

Das Training erfolgt in einer gleichbleibenden, möglichst homogenen Gruppe. Diese soll jene Kinder fördern, welche an einer Impulskontrollstörung leiden, welche häufig auch im Zusammenhang mit einer ADHS, aber auch ohne dieses komorbide Störungsbild bestehen kann. Durch eine Differenzialdiagnostik, welche durch eine auf Störungsbilder von Kindern und Jugendlichen spezialisierten Psychologin/einem Psychologen, einer Ärztin/einem Arzt, kann eine ADHS mit vorwiegender Impulsivität und/oder eine Impulskontrollstörung als Diagnose gestellt werden.

Nach einem Vorgespräch, welches durch einen Telefonkontakt/eine Anfrage durch eine Lehrkraft/oder durch andere Stellen zu Stande kommt, kann das Kind in eine passende Gruppe aufgenommen werden. Das Programm ist so aufgebaut, dass erst nach einem umfangreichen Erstgespräch, am besten mit beiden Elternteilen ohne Kind (bei dieser können zahlreiche Informationen, wie der Umgang miteinander, Einstellungen und Zugänge zu Gruppeninterventionen, Werte und Haltungen der Elternteile und andere, für das Training relevante Informationen, sichtbar werden), ein Kennenlerntermin mit dem Kind stattfindet. Daraus können weitere wichtige individuelle Informationen (erkennt das Kind individuelle Probleme bei sich selbst? Möchte es in verschiedenen Situationen besser auftreten lernen? Möchte es seine Impulse besser kontrollieren können? Wird jedoch das Kind stellvertretend für Probleme in der Familie in die Gruppe geschickt, wird eine Beratung der Eltern empfohlen) abgeleitet werden. Erst nach diesen beiden Vorterminen wird das Kind in der Gruppe aufgenommen.

5.8 Ablauf des Programmes

Jede Gruppe durchläuft im Anschluss 20 Einheiten Impkon- Training, wobei es nach den ersten zehn Einheiten zu einem Zwischenbericht in einem Elterngespräch/einem Zwischengespräch mit den Erziehungsberechtigten des Kindes kommt. Dieses Gespräch kann auch in Form einer Elternrunde erfolgen, in welchem von jedem Kind mindestens ein Elternteil/eine erziehungsberechtigte Person anwesend ist. Erfahrungsgemäß ist dies zwar für den Trainer anstrengender, da dieser sehr bedacht und überlegt auf Fragen antworten muss, dies andererseits aber insgesamt zu einem noch besseren Gruppengefüge (Freundschaften können sich auch zwischen den Familien entwickeln) beträgt. Daran schließen sich weitere zehn Stunden Gruppenprogramm an, nach welchem es zum Abschluss des Gruppentrainings kommt. Die Kinder können auf Wunsch in regelmäßigen Abständen im Kontakt bleiben, um ihren meist gehegtem Wunsch nach Freundschaften Rechnung zu tragen. Die Verbindung fast Gleichaltriger mit ähnlichen Problemen kann zu einer immensen Erleichterung führen.

Das Programm – die Basisstunden

6.1 Basisstunde 1 – 26

6.2 Basisstunde 2 – 30

6.3 Basisstunde 3 – 33

6.4 Basisstunde 4 – 35

6.5 Basisstunde 5 – 39

6.6 Basisstunde 6 – 41

6.7 Basisstunde 7 – 44

6.8 Basisstunde 8 – 46

6.9 Basisstunde 9 – 48

6.10 Basisstunde 10 – 50

6.11 Rückmeldungen im Elterngespräch – 52

D. Freiberger, *Training der Impulskontrolle*, https://doi.org/10.1007/978-3-658-26840-4_6

Der Stundenablauf kann im ► Kap. 7 nachgelesen werden. Dieser sollte immer gleichbleibend durchgeführt werden, um die geforderte Struktur zu erhalten. Störungen haben dennoch Vorrang, wenn diese in den Ablauf passen. Ansonsten werden die Kinder angehalten, Problemebereiche gemeinsam mit der Trainerin/dem Trainer in Einzeleinheiten zu bearbeiten, um den Ablauf der Gruppensitzungen nicht maßgeblich zu beeinflussen.

Die Vorbereitung der Stunde ist maßgeblich für einen erfolgreichen Ablauf verantwortlich. Diese und auch jene Materialien, welche in der jeweiligen Stunde in Verwendung stehen, werden jeweils im Manual angeführt und sind im ► Kap. 9 – Vorbereitungen und Materialien für die Stunden zu finden. Die Räumlichkeit, in welchem das Gruppentraining stattfindet, sollte möglichst gelichbleiben, um den Stundenablauf durch Veränderungen nicht zu beeinflussen.

Für die Überleitungen von einer zur nächsten Stunde und für Einzelinterventionen in der Stunde, mit der Sockenpuppe Impi oder im Besprechungsforum, empfiehlt es sich, zunächst einen Sitzkreis um einen Tisch zu wählen. Kinder mit einer Impulskontrollstörung empfinden einen Tisch als Schutz und schätzen diesen als Sicherheitsgeber. Später, wenn die Gruppe schon besser miteinander harmoniert oder sich die Kinder sicherer fühlen, kann entweder am Boden auf Kissen oder mittels Sessel, ein runder Sitzkreis gestaltet werden. Diese runde Form, in welcher sich teilweise auch die Trainerin/der Trainer befindet, ist wichtig, um jedem Kind zu zeigen, dass es gleichwertig ist. Keines der Kinder soll eine Sonderstellung einnehmen dürfen.

Aus dem Besprechungsforum darf im Wechsel immer das Kind, welches zuletzt präsentiert hat, ein neues Kind auswählen, welches die gemeinsam erarbeiteten Inhalte der Trainerin/dem Trainer, sowie der Gruppe erklärt. Somit erhält jedes Kind die Möglichkeit, in der einen oder anderen Stunde im Vordergrund zu stehen und auftretende Eifersucht einzudämmen.

6.1 Basisstunde 1

Es ist wichtig, alle Kinder von sich aus dazu zu bringen, am Programm teilzunehmen. Viele der Kinder werden schon mehrere, meist negative Erfahrungen gemacht und/oder eine Reihe von Therapien und Trainings absolviert haben, welche bisher leider oft nicht die gewünschte Wirkung gezeigt, weil sie aufgezwungen oder im falschen Bereich stattgefunden haben.

▪ Vorbereitung

Sitzkreis (aus Kissen oder Sessel)/Arbeitstisch mit ausreichend Stühlen und Schreibmaterialien/Wasser und Gläser in der Tischmitte

▪ Materialien

Vorbereitete Hinweiskarten herrichten/Ausdrucke der Aufträge zur ersten Stunde/Übungsauftrag – sämtliche Materialien befinden sich unter ► Kap. 9 im Anhang des Manuals – Vorbereitungen – Puzzleteil und Puzzlegrundplatte für jedes Kind vorbereiten. Es empfiehlt sich, diese Platte am Schluss einer Fördermappe einzuordnen, damit diese schnell gefunden werden kann.

Das Kennenlernen zum Start in die Stunde

Zunächst steht das Kennenlernen der einzelnen Teilnehmer im Vordergrund. Dabei stellt sich zunächst die Trainerin/der Trainer vor. Danach darf sich jedes einzelne Kind einzeln und direkt befragt, vorstellen. Wichtig dabei ist ein strukturiertes Vorgehen, wobei den Kindern im Anschluss der Ablauf der ersten Stunde erklärt wird.

- Vorstellen
- Impi, der Rennfahrer
- Unsere wortlosen Signale
- Besprechungsforum
- Der erste Auftrag
- Bewegungsspiel
- Übungsauftrag für die Woche
- Verabschiedung

Folgende Fragen werden jedem Kind in der gleichbleibenden Abfolge stellt

- Wie ist dein Name?
- Wie alt bist du?
- Wo gehst du zur Schule?
- Was machst du gerne?
- Was magst du gar nicht?

Vorstellen vom Impi, dem Rennfahrer, unserer Sockenpuppe

Die Trainerin/der Trainer sagt (stellvertretend für die Puppe mit verstellter Stimme):

» „Ich bin Impi, der Rennfahrer. Ich möchte gerne beim Rennen durch die Wüste teilnehmen. Andere Rennfahrer halten mich jedoch für ungeeignet, weil sie mich für unaufmerksam, planlos, unselbständig, chaotisch, einzelgängerisch, für verantwortungslos und vieles mehr halten und das setzt mir ziemlich zu. Gemeinsam mit euch würde ich gerne in den nächsten Wochen genau diese Punkte trainieren, denn ich möchte das Rennen unbedingt gewinnen. Wollt ihr mir dabei helfen, weil ich gehört habe, dass ihr ähnliche Situationen auch schon öfter erlebt habt. Gemeinsam können wir zeigen, dass wir genauso gut wie alle anderen sind. Wir können gemeinsam erarbeiten, dass wir uns besser bei einem Thema halten können, wir uns auch zurückhalten können, abwarten können und nicht gleich herausplatzen. Unsere Trainerin/unser Trainer unterstützt uns dabei. Macht ihr alle mit?"

Das Vorstellen der nonverbalen Hinweiskarten im Besprechungsforum

(Diese befinden sich als Kopiervorlagen im ► Kap. 9)

- **STOPP-Karte:** Impi zeigt die STOPP-Karte und erklärt: „Wird einem von euch von einem anderen Kind oder der Trainerin/dem Trainer diese Karte gezeigt, so meint sie: STOPP, überlege noch mal, ob du wirklich was zum Thema sagst?"
- **BLEIB RUHIG-Karte:** „Versuche dich auf uns einzulassen und bleibe ruhig."
- **ACHTUNG UNSINN**-Karte: „Du machst Unsinn, das stört mich."

Wichtig

„Wenn dir eine Karte gezeigt wird, überlege, ob sie stimmt und nimm es dem anderen nicht übel. Wir sind eine Gruppe und wollen uns gegenseitig helfen!

Wir sind Freunde und wollen merken lernen, wann wir anderen Schwierigkeiten bereiten." Außerdem: „Jedes Kind darf eine Karte zeigen, wenn sie passend erscheint. Die Trainerin/der Trainer hat darauf einen Blick. Sollte die Karte unpassend sein, die ihr zeigt, so wird dies notiert und bei der Punkteverrechnung zurückgemeldet. Also gebt darauf acht, selbst sinnvoll und klug mitzumachen und andere gerecht und geduldig zu werten."

„Was tun, wenn ihr eine Hinweiskarte gezeigt bekommt? Überlegt nochmals, was ihr gerade zuvor gemacht habt und stellt euch folgende Fragen:

- Habe ich ohne zu überlegen gesprochen?
- Bin ich innerlich gerade aufgewühlt und wirke unruhig?
- Kann es sein, dass ich durch mein Verhalten gerade andere Kinder störe?

Wenn ihr eine dieser Fragen mit ja beantworten könnt, dann schaut darauf, dass ihr euch wieder der Situation anpasst und freut euch, dass man euch darauf hingewiesen hat, denn nur so könnt ihr merken, dass euer Verhalten manchmal als störend empfunden wird."

Und noch was: „Kann sich ein Kind trotz Hinweiskarte nicht einfügen können, so wird dies aufgezeichnet. Hinweiskarten sind keine Strafen, sondern nur Hilfen für euch!"

■ Das Besprechungsforum

Nun folgt das erste Besprechungsforum. Die Kinder sollen geschult werden, überlegt und bedacht an Aufgaben heranzugehen. Die Kinder arbeiten als gesamte Gruppe.

Die Hinweiskarten liegen in der Mitte am Boden. Sollte eine Grundregel nicht gelingen, darf ein Kind einem anderen Kind eine passende Karte zeigen.

Die Trainerin/der Trainer leitet das erste Forum an und liest Impis erste Geschichte „Die goldene Regel" vor. Diese besagt, dass man selbst auf seine Worte und sein Tun achten soll, denn so wie man andere behandelt, so wird man von anderen Menschen behandelt. Diese Regel sollte als Grundregel des Trainings als Einleitung folgen und wird nun vorgelesen: „Was du nicht willst, das man dir tut, das füge auch niemandem anderen zu."

Die goldene Regel

Um miteinander gut zusammenleben zu können, bedarf es Regeln, da ja sonst jeder machen würde, was er will und dann kommt es zu Streit und niemand weiß mehr, warum eigentlich gestritten wird. Jeder denkt dann im Recht zu sein und will keine Schuld am Streit tragen. Aus diesem Grund gibt es eine geheime, geltende Regel.

Wer kennt diese Regel?

Niemand? Sie lautet, die goldene Regel und besagt: „Was du nicht willst, das man dir tut, das füge auch niemandem anderen zu."

Was bedeutet das jetzt?

Zum Beispiel: Jemand sagt zu jemandem anderen einfach so: „Du bist dumm." Was soll das? Will jemand selbst von anderen als dumm bezeichnet werden? Also, wenn du selbst nicht möchtest, dass man zu dir sagt, dass du dumm bist, dann sage es auch niemals zu jemandem anderen und überlege dir die Worte im Vorfeld. Auch das Rausrutschen zählt dazu.

Ein zweites Beispiel: Jemand sagt einfach zu dir: „Du kannst das sowie so nicht." Wenn du also auch nicht willst, dass jemand so etwas zu dir sagt, dann sage es auch zu keinem

anderen, da sich sonst das Rad immer weiterdreht und ihr immer wieder etwas sagt oder gesagt bekommt, was euch selbst nicht gut tut.
Überlegt einmal ganz genau, wie es euch damit geht, wenn jemand solche Sätze zu euch sagt. Wie geht es euch damit? Das ist unangenehm, tut weh und macht ein schlechtes Gefühl. Es trifft einen, macht einen wütend oder sogar zornig. Man will sich wehren und teilt heftig aus, dann fängt sich das Karussell zu drehen an und man ist eigentlich ziemlich böse auf eine Person, die sonst eigentlich ganz nett ist.
Kennt ihr das?
Aus diesem Grund wendet diese Regel bitte immer an, wenn ihr etwas sagt oder wenn ihr handelt. Überlegt im Vorfeld ob es euch damit gut gehen würde. Wenn ihr das draufhabt, werdet ihr merken, dass ihr viel weniger oft in Situationen kommt, die euch verletzen, wo ihr glaubt unüberlegt handeln zu müssen.
Die goldene Regel kann euch immer und überall helfen, deshalb arbeiten wir diese heute durch. Jedes Mal, wenn ihr von mir das goldene Schild gezeigt bekommt, habt ihr vorher nicht nachgedacht, also überlegt nochmals und stellt euren Satz richtig.

Impi übergibt dann an ein Kind, welches in ihrem/seinem Namen die zu Impis Geschichte passenden Fragen stellt und somit die Moderation übernimmt. Der Ablauf bleibt bei allen Foren gleich. Es wird zunächst die erste Frage vorgelesen.

Gruppenfragen zum Thema
- Was kannst du aus der goldenen Regel lernen?
- Hast du noch andere Beispiele für Regelverstöße?
- Wie hast du dich gefühlt?
- Wie hast du reagiert?
- Wie hättest du noch reagieren können?
- Wo könntest du die goldene Regel einsetzen?
- Was könntest du bis zum nächsten Mal ausprobieren?

Übt das in der nächsten Woche und schreibt die Situationen auf, in denen ihr es geschafft habt.

Der erste Auftrag

Dieser Auftrag bezieht sich auf das Gedächtnis. Die Kinder sollen in diesem Auftrag überlegen, was sie gerne von den anderen Teilnehmern wissen möchten und erhalten in der ersten Stunde die Möglichkeit, Gemeinsamkeiten und Unterschiede zu den anderen Teilnehmern herauszufinden. Dabei sollen die Kinder geschult werden, überlegt und bedacht an Aufgaben heranzugehen. Die Kinder arbeiten als gesamte Gruppe. Ein Kind wird als Startspieler eingesetzt. Dieses überlegt sich eine Gemeinsamkeit mit mindestens einem der anderen Kinder und sagt zu jenen Kindern im Vorbeigehen „Ja", welche das Merkmal besitzen, zu den anderen „Nein". Das Kind, welches das Merkmal zuerst errät, darf neuer Startspieler sein. Es gibt keine Pluspunkte zu gewinnen.

Jetzt erklärt Impi auch die Hinweiskarten, an welche sich auch die Trainerin/der Trainer zu halten hat. Dies nimmt die Trainerin/den Trainer heraus und stellt ihn nicht als Miesmacher hin. Die Kinder dürfen anderen still und kurz eine Hinweiskarte zeigen, wenn eine Regel nicht eingehalten worden ist.

▪ Impi vergibt ein Puzzle-Teil an die Gruppe

Bevor Impi ein Puzzle- Teil vergeben kann, überlegt die Gruppe gemeinsam, was in dieser Stunde besonders positiv gelaufen ist. Vergabe eines Puzzleteiles. Wenn alle Stunden (20 Einheiten) absolviert wurden, ist das Puzzle fertig.

Die Trainerin/der Trainer verrechnet sowohl die Hinweiskarten und die Pluspunkte jedes Kindes, welche in der Liste eingetragen sind und gibt jedem einzelnen Kind eine Rückmeldung (in positiven Worten verpackt). Diese Rückmeldungsform wird nun jede Stunde gleich gehandhabt.

Die erste Stunde ist dem Thema „Die goldene Regel" gewidmet. Impi bittet nun jedes Kind den Stundeninhalt, anhand eines Wochenauftrages in verschiedenen Bereichen, bis zur nächsten Woche auszuprobieren und gemachte Beobachtungen dazu zu sammeln. Der passende Übungsauftrag wird ausgeteilt.

6

▪▪ Wochenauftrag 1: „DIE GOLDENE REGEL"

➋ TAG – ZEIT – ORT – SITUATION – Die goldene Regel angewandt? – WIE HAST DU DICH GEFÜHLT? – POSITIV – NEGATIV (Sanduhr bei jedem Kind).

Nach der „Das nehme ich mit, das lasse ich da"- Runde, nimmt die Stunde mit der Verabschiedung ein Ende.

6.2 Basisstunde 2

▪ Die Überleitung zum Start in die Stunde

Zunächst wird eine gezielte Überleitung von der letzten in die neue Stunde hergestellt. Dabei werden die Kinder einzeln und direkt befragt, was, im Bezug auf die Inhalte des Programmes, sich in der letzten Woche ereignet hat. Überleitungen können jedes einzelne Kind und gemachte Beobachtungen in den Vordergrund stellen, die anderen Kinder müssen stattdessen abwarten. Dabei ist es wichtig, dem Kind, welches an der Reihe ist, einen dafür gleichbleibenden Zeitumfang (Sanduhr) einzuräumen. Das Ziel dabei ist, Erfahrungen zu machen, dass auch Inhalte anderer Kinder für die eigene Persönlichkeit relevant sein können.

Der letzte Wochenauftrag war dem Thema: „Die goldene Regel" gewidmet.

TAG – ZEIT – ORT – SITUATION – Die goldene Regel angewandt? – WIE HAST DU DICH GEFÜHLT? – POSITIV – NEGATIV (Sanduhr bei jedem Kind).

Nun werden wieder Teams gebildet. In einem Team befinden sich 2–3 Mitspieler, welche für die Dauer einer Einheit ein Team bleiben.

▪ Das Besprechungsforum

Nun folgt das zweite Besprechungsforum. Die Kinder sollen geschult werden, überlegt und bedacht an Aufgaben heranzugehen. Die Kinder arbeiten als gesamte Gruppe.

Die Hinweiskarten liegen in der Mitte am Boden. Sollte eine Grundregel nicht gelingen, darf ein Kind einem anderen Kind eine passende Karte zeigen.

Die Trainerin/der Trainer leitet das zweite Forum an und liest die zweite Impi – Geschichte vor: „Das Anstellchaos“ geschlossen. Da habe ich wohl zu lange abgewartet, ohne abwarten zu wollen.

Das Anstellchaos

Ich war damals noch ein Kind und musste, wie alle Kinder in die Schule gehen. Am schlimmsten war es für mich damals immer, ruhig zu bleiben, hin zu hören und zu sehen, was die Lehrerin von mir wollte. Es war nicht immer leicht, weil manche Dinge einfach an mir vorbeigingen. So merkte ich nicht, dass Ken neben mir manchmal Kopfschmerzen hatte, mich zwar öfter darauf hinwies, ich aber trotzdem immer und immer weiter meine, so, dachte ich damals, wunderbaren Geschichten und Erlebnisse erzählte. Er sagte mir später, dass ich ihm damit tierisch auf den Zeiger ging. Ich war mir sicher, dass sich alle für mich und meine Erzählungen interessierten, das Gegenteil war leider oft der Fall. Je spannender ich diese erzählte, umso weniger wurde mit zugehört. Das tat oft sehr weh.
Also, das mit dem Anstellen kam so. Es war kurz nach der Pause und Ken hatte wieder einmal, was ich natürlich nicht mitbekam, Kopfschmerzen. Wir hatten vor, im Schulhof nach den ersten Frühlingsblüten Ausschau zu halten. Ich war echt aufgeregt, da ich die Natur über alles liebte. Die Lehrerin bat uns und rief zum wiederholten Male: „In Zweierreihen anstellen!“. Ich war so damit beschäftigt, Ken, der sich bereits seit einigen Minuten den Kopf hielt, von meinem eigenen Blumenbeet zu erzählen, dass ich den Auftrag gar nicht wahrnahm. Ken stand auf und ging in Richtung Tür. Ich blieb sitzen und dachte, dass sich Ken nun beschweren ging, da ich dauernd quatschte, aber Ken wollte sich nur so wie die anderen auch anstellen. Traurig blickte ich zu Boden. Wem sollte ich nun von meinem Beet erzählen? Da kam die Lehrerin und ihr müsst wissen, die war wirklich lieb und nett, ich sehe sie heute noch manchmal und sie erzählt mir immer Geschichten von damals und wie sehr ich mich gebessert hätte. Man könnte sagen, dass wir Freunde geworden sind, obwohl ich während der Schulzeit sicher kein einfaches Kind war.
Also, ich in der Annahme, dass Ken mich verpfiffen hat, blicke hoch und will sagen, „Das ist mein Blumenbeet im Garten, das finde ich richtig toll. Da blühen jetzt auch gerade die ersten Frühlingsboten“. Die Lehrerin sieht mich streng an: „Schön, wir sehen jetzt nach den Blumen im Schulgarten, stelle dich ganz hinten an.“ „Aber Frau Lehrerin“, erklärte ich weiter, „ja bei mir blühen Frühlingsknotenblumen und Schneeglöckchen und…“. „Hinten sagte ich“, als ich mich zu ihr in die erste Reihe vordrängen wollte. Ich war ja noch lange nicht fertig mit der Geschichte meines Blumenbeetes. Ich wollte ja noch so viel erzählen.
Jetzt rempelte mich Anja und stieß mich Leon, weil die Kinder schon lange in der ersten Reihe waren. Gemeinsam riefen nun alle Kinder: „Hinten anstellen, Impi!“. Das traf mich jetzt. Mir war damals nicht klar, dass sich der Letzte auch ganz hintenanstellen musste und hielt mir die Ohren zu. Ich verzweifelte fast und glaubte, dass mich niemand hier mochte. Mein Sitznachbar Ken war schon neben David und ich musste ganz hinten, ganz alleine anstehen und fühlte mich richtig ausgeschlossen. Was war geschehen?

Die Kinder sollen geschult werden, überlegt und bedacht an Aufgaben heranzugehen. Sie arbeiten als gesamte Gruppe. Die Trainerin/der Trainer leitet das zweite Forum an und übergibt dann an ein Kind, welches in ihrem/seinem Namen die zu Impis Geschichte passenden Fragen stellt und somit die Moderation übernimmt. Der Ablauf bleibt bei allen Foren gleich. Es wird zunächst die erste Frage vorgelesen.

Gruppenfragen zum Thema
- Was hätte ich besser machen können?
- Wo sollte ich beim nächsten Mal besser aufpassen?
- Ist es dir auch schon einmal so ergangen?
- Hast du auch schon eine ähnliche Situation erlebt?
- Wie hast du dich gefühlt?
- Was könntest du beim nächsten Mal besser/anders machen?
- Was kannst du bis zum nächsten Mal ausprobieren?

▪ Der erste Auftrag

Dieser Auftrag bezieht sich auf das Arbeitsgedächtnis. Die Kinder erhalten dabei die Möglichkeit, zu zeigen, was sie bereits können. Diese Aufgabe wird im Sitzkreis gelöst.

Impi spielt gerne Brummrätsel. Immer wenn er bei der Zahl 6 landet, einem Vielfachen davon (12, 18,...) oder einer Zahl, in welcher die 6 schriftlich enthalten ist (16, 26,...), sagt er „Brumm". Es wird reihum gespielt. Wenn jemand bei einer falschen Zahl Brumm sagt oder eine Zahl auslässt, so erhält das gegnerische Team einen Pluspunkt. Bei einem Fehler wird neu gestartet.

▪ Der zweite Auftrag

In diesem Auftrag werden die Kinder in der Bewegung und in ihren Sinnen geschult. Der Themenauftrag wird spielerisch an diesen Schwerpunkt immer neu angepasst. Jedes Kind arbeitet im Team und dabei für sich.

Nun wird das Lied gesungen und dazu richtig bewegt. „Mein Auto hat 4 Ecken, 4 Ecken hat mein Auto und hätte es nicht 4 Ecken, so wäre es nicht mein Auto".

Dazu werden folgende Zeichen gezeigt:
- Mein = auf sich selbst zeigen
- Auto = mit den Händen ein Lenkrad formen
- 4 = 4 Finger zeigen
- Ecken = an den Ellenbogen fassen

Dabei geht es um die Verbindung zwischen dem akustischen Gedächtnis und dazu passenden Bewegungen. Fehler werden dem anderen Team als Pluspunkte zugeschrieben.

▪ Impi vergibt ein Puzzle-Teil an die Gruppe

Bevor Impi ein Puzzle- Teil vergeben kann, überlegt die Gruppe gemeinsam, was in dieser Stunde besonders positiv gelaufen ist und jedes Kind erhält den zweiten Puzzleteil.

Jetzt verrechnet die Trainerin/der Trainer die Pluspunkte und gezeigten Hinweiskarten für jedes Kind, welche in die Liste der Trainerin/des Trainers eingetragen worden sind.

Impi bittet jedes Kind den Stundeninhalt, anhand der Gruppenfrage aus dem Wochenauftrag, in verschiedenen Bereichen auszuprobieren und gemachte Beobachtungen dazu zu sammeln. Die Fragestellung bezieht sich dabei auf die Gruppenstunde und gibt jedem Kind die Gelegenheit, sich in der nächsten Stunde gezielt einzubringen. Der Auftrag ist den Eltern bekannt und die Kinder sollen diesen gemeinsam mit den Eltern, aber auch im Feld Schule erarbeiten.

■■ **Wochenauftrag 2: „HINHÖREN KÖNNEN" – Wann ist es mir gelungen?**

➔ **TAG – ZEIT – ORT – SITUATION – WER HAT ES BEMERKT? – WIE HAST DU DICH GEFÜHLT? – POSITIV – NEGATIV.**

Nach der „Das nehme ich mit, das lasse ich da"- Runde, nimmt die Stunde mit der Verabschiedung ein Ende.

6.3 Basisstunde 3

■ **Die Überleitung zum Start in die Stunde**

Zunächst wird eine gezielte Überleitung von der letzten in die neue Stunde hergestellt. Dabei werden die Kinder einzeln und direkt befragt, was, im Bezug auf die Inhalte des Programmes, sich in der letzten Woche ereignet hat. Überleitungen können jedes einzelne Kind und gemachte Beobachtungen in den Vordergrund stellen, die anderen Kinder müssen stattdessen abwarten. Dabei ist es wichtig, dem Kind, welches an der Reihe ist, einen dafür gleichbleibenden Zeitumfang (Sanduhr) einzuräumen. Das Ziel dabei ist, Erfahrungen zu machen, dass auch Inhalte anderer Kinder für die eigene Persönlichkeit relevant sein können. Diese Übung ist wichtig und muss von Beginn an geübt werden.

Was konntest du in der letzten Woche beobachten?

■■ **Die Wochenaufgabe 2: „HINHÖREN KÖNNEN" gewidmet – Wann ist es dir, wie gelungen?**

➔ **TAG – ZEIT – ORT – SITUATION – WER HAT ES BEMERKT? – WIE HAST DU DICH GEFÜHLT? – POSITIV – NEGATIV (Sanduhr bei jedem Kind).**

Nun werden wieder Teams gebildet. In einem Team befinden sich 2–3 Mitspieler, welche für die Dauer einer Einheit ein Team bleiben.

■ **Das Besprechungsforum**

Nun folgt das dritte Besprechungsforum. Die Kinder sollen geschult werden, überlegt und bedacht an Aufgaben heranzugehen. Die Kinder arbeiten als gesamte Gruppe.

Die Hinweiskarten liegen in der Mitte am Boden. Sollte eine Grundregel nicht gelingen, darf ein Kind einem anderen Kind eine passende Karte zeigen.

Die Trainerin/der Trainer leitet das dritte Forum an und liest die dritte Impi – Geschichte vor: „Das bin ich".

Das bin ich

Eigentlich finde ich mich ganz gut. Ich weiß viel, kenne mich bei vielen Dingen richtig gut aus, verstehe manche Dinge vielleicht schneller als andere Menschen, denke ich halt und fühle mich trotzdem manchmal schlecht.

Einmal konnte ich in der Schule allen beweisen, dass ich besser war als sie, indem ich von zu Hause mein selbstgebautes Rennautomodell mitbrachte. Zuerst wollten es alle haben und ich fand mich ziemlich cool, so im Mittelpunkt zu stehen. „Ich selbst habe das gebaut, ich kann besser werken als ihr. Ich habe echt super Ideen. Ich kann alles super selbst

machen", höre ich mich noch sagen. Schon bald merke ich, dass ich alleine dastehe. Die anderen interessieren sich gar nicht mehr für mein Auto, dabei ist es so toll geworden.
Ein anderes Mal möchte ich mit zwei Klassenkameraden ein Baumhaus bauen. So schön male ich es mir aus. Pet soll die Bretter besorgen und Temi die Nägel. Am Nachmittag wollen wir uns treffen, was so vereinbart war. Ich habe einen Platz ausgesucht und einen super Plan gemalt. Den zeige ich den anderen Buben. Temi meint: „Eigentlich möchte ich die Leiter lieber hier anbringen, da ist sie geschützter." Davon will ich gar nichts wissen. Pet möchte auch einen anderen Baum nehmen, da er meint, dass dieser zu dünn sei. Auch das interessiert mich nicht. Temi und Pet tuscheln miteinander und gehen schließlich mit ihren Materialien weg. Ich weiß nicht, warum mir das passiert.
Mittlerweile bin ich älter geworden und ich weiß, warum mich die anderen Kinder damals nicht so mitmachen ließen. Wisst ihr es auch?

Die Kinder sollen geschult werden, überlegt und bedacht an Aufgaben heranzugehen. Die Kinder arbeiten als gesamte Gruppe. Die Trainerin/der Trainer leitet das zweite Forum an und übergibt dann an ein Kind, welches in ihrem/seinem Namen die zu Impis Geschichte passenden Fragen stellt und somit die Moderation übernimmt. Der Ablauf bleibt bei allen Foren gleich. Es wird zunächst die erste Frage vorgelesen.

Gruppenfragen zum Thema
- Was hätte Impi besser machen können?
- Wie hat sich Impi gefühlt, als er alleine war?
- Hast du schon eine ähnliche Situation erlebt?
- Wie hast du dich gefühlt?
- Was kannst du tun, damit du dich nicht mehr so fühlt?
- Was kannst du dazu ausprobieren?

Der erste Auftrag

Dieser Auftrag bezieht sich immer auf das Gedächtnis. Die Kinder erhalten dabei die Möglichkeit, zu zeigen, was sie bereits können. Diese Aufgabe wird im Sitzkreis gelöst.

Impi spielt gerne „Rucksack packen", da er ja so gerne durch die Wüste fahren möchte. Er packt viele Dinge ein und zwar in alphabetischer Reihenfolge und nur Dinge, die er im Rennen wirklich benötigen kann. Wem gelingt das? Beim Vorsagen (Trainerin/Trainer darf Hilfestellungen bei den Kleineren geben) erhalten das/die andere/n Team/s einen Pluspunkt.

Der zweite Auftrag

Dabei sollen die Kinder geschult werden, überlegt und bedacht an Aufgaben heranzugehen. Die Kinder arbeiten als gesamte Gruppe. Die Kinder stehen auf und stellen sich in der Mitte des Raumes auf.

Beim Spiel Karambolage nimmt jedes Kind eine Schlüsselstelle ein. Zunächst reichen die Kinder einander die Hände und bilden einen Kreis. Daraufhin gehen sie aufeinander zu und schließen die Augen. Sie suchen sich nun zwei neue freie Hände, die sie einander reichen. Das Ziel ist nun, den entstandenen Knoten zu lösen. Dabei dürfen die Hände nicht einfach so gelöst werden, sondern die Kinder müssen wieder durch untereinander durchgehen einen Kreis bilden können. Bei Schummeleien, werden dem gegnerischen Team Pluspunkte gutgeschrieben.

- **Impi vergibt ein Puzzle-Teil an die Gruppe**

Bevor Impi ein Puzzle- Teil vergeben kann, überlegt die Gruppe gemeinsam, was in dieser Stunde besonders positiv gelaufen ist und jedes Kind erhält den dritten Puzzleteil.

Jetzt verrechnet die Trainerin/der Trainer die Pluspunkte und gezeigten Hinweiskarten für jedes Kind, welche in die Liste der Trainerin/des Trainers eingetragen worden sind.

Impi bittet jedes Kind den Stundeninhalt, anhand einer Gruppenfrage in verschiedenen Bereichen, auszuprobieren und gemachte Beobachtungen dazu zu sammeln. Die Fragestellung bezieht sich dabei auf die Gruppenstunde und gibt jedem Kind die Gelegenheit, sich in der nächsten Stunde gezielt einzubringen. Der Auftrag ist den Eltern bekannt und die Kinder sollen diesen gemeinsam mit den Eltern erarbeiten.

- **Wochenauftrag 3: „DAS BIN ICH" – „Was finden andere Menschen an mir gut?" – Was ist dir, wie gelungen?**

❯ **TAG – ZEIT – ORT – SITUATION – WER FINDET WAS GUT? – WIE HAST DU DICH GEFÜHLT? – POSITIV – NEGATIV.**

Nach der „Das nehme ich mit, das lasse ich da"- Runde, nimmt die Stunde mit der Verabschiedung ein Ende.

6.4 Basisstunde 4

- **Die Überleitung zum Start in die Stunde**

Zunächst wird eine gezielte Überleitung von der letzten in die neue Stunde hergestellt. Dabei werden die Kinder einzeln und direkt befragt, was, im Bezug auf die Inhalte des Programmes, sich in der letzten Woche ereignet hat. Überleitungen können jedes einzelne Kind und gemachte Beobachtungen in den Vordergrund stellen, die anderen Kinder müssen stattdessen abwarten.

- **Wochenauftrag 3: „DAS BIN ICH" – „Was finden andere Menschen an mir gut?" – Was ist dir, wie gelungen?**

❯ **TAG – ZEIT – ORT – SITUATION – WER FINDET WAS GUT? – WIE HAST DU DICH GEFÜHLT? – POSITIV – NEGATIV (Sanduhr bei jedem Kind).**

Nun werden die Kinder wieder in Teams mit 2/3 Mitspielern aufgeteilt.

- **Das Besprechungsforum**

Nun folgt das vierte Besprechungsforum. Die Kinder sollen geschult werden, überlegt und bedacht an Aufgaben heranzugehen. Die Kinder arbeiten als gesamte Gruppe.

Die Hinweiskarten liegen in der Mitte am Boden. Sollte eine Grundregel nicht gelingen, darf ein Kind einem anderen Kind eine passende Karte zeigen.

Die Trainerin/der Trainer leitet das vierte Forum an und liest Impis vierte Geschichte vor: „Meine Freunde".

Meine Freunde

Jetzt bin ich recht beliebt in unserem kleinen Dorf, aber als Kind stand ich schon manchmal alleine da. Trotzdem zählte ich schon damals Temi, Pet und Ken zu meinen Freunden. Bis heute stehen wir im Kontakt und das ist schön für mich.

Als Kind ist es mir manchmal sehr schwer gefallen, andere zu sehen oder besser zu bemerken und mich dafür zu interessieren, was andere gerne tun und welche Ideen sie haben. Ich habe mich eher nur meinen Interessen hingegeben und habe geglaubt, dass ich alles besser könnte oder nur ich tolle Ideen hätte. Da stand ich dann manchmal ziemlich alleine da.

Heute ist mir klar, dass sich Ken gefreut hätte, wenn ich ihn bei seinen Kopfschmerzen unterstützt hätte, indem ich still geblieben wäre und ihm ein feuchtes, kaltes Tuch gebracht hätte. Nein, nein ich bin nicht der Auslöser seiner Schmerzen, aber für den Betroffenen ist es trotzdem besser, wenn es ruhiger um ihn herum ist. Ich habe auch erfahren, dass die Schulklasse mein selbstgebautes Rennauto damals ziemlich toll gefunden hat und mich dafür bewundert hat. Ich konnte davon aber nichts mitbekommen, weil ich ja so mit mir selbst beschäftigt war. Ich weiß auch, dass Temi und Pet richtig gute Ideen für das Baumhaus gehabt hätten und sie zu zweit ein fantastisches, tolles Haus gebaut haben. Ich muss zugeben, dass es sogar besser war, als meine damalige Idee. Oft haben wir dort gemeinsame Zeit verbracht.

Wie ich gelernt habe, auch andere gut zu finden? Ich habe versucht mich zurück zu nehmen und auch andere vorzulassen, habe abgewartet und einmal geschaut, was auf mich zukommt. Es ist wichtig, nie voreilig zu handeln, sondern sich auch in Geduld zu üben. So merken auch die anderen, dass man sich für sie und ihre Ideen interessiert. Es kommt sogar oft vor, dass andere Menschen sogar bessere Ideen haben, als man selbst, dann könnte man ja alle Ideen einmal sammeln und sich gemeinsam was ausmachen. Versucht also auf andere zuzugehen, da habt ihr unterm Strich immer mehr, mehr Freunde, mehr Ideen, mehr Unterstützung, wenn ihr selbst auch einmal Hilfe braucht.

Ich habe gelernt, dass es auch in Freundschaften wichtig ist, sich zurückzunehmen, das heißt nicht, dass man mucksmäuschenstill sein muss und nur noch zuhören muss, sondern sich auch manchmal zurückzunehmen und abzuwarten.

Impi übergibt dann an ein Kind, welches in ihrem/seinem Namen die zu Impis Geschichte passenden Fragen stellt und somit die Moderation übernimmt. Der Ablauf bleibt bei allen Foren gleich. Es wird zunächst die erste Frage vorgelesen.

Gruppenfragen zum Thema

- Wie hat Impi es geschafft, Freunde zu bekommen?
- Wie fühlt sich Impi dabei, dass er jetzt Freunde hat?
- Wie ist es ihm früher ergangen?
- Kennst du das, dass du dich nicht wohl fühlst mit anderen?
- Wie würdest du dich dabei fühlen, wenn es dir gelänge, anderen zuzuhören und dabei zu guten Ideen zu kommen?
- Was könntest du ausprobieren?

Der erste Auftrag

Dieser Auftrag bezieht sich immer auf das Gedächtnis. Die Kinder erhalten dabei die Möglichkeit, zu zeigen, was sie bereits können. Diese Aufgabe wird im Sitzkreis gelöst.

Impi spielt gerne „Zeitversetzt" (in Anlehnung an das Taifun- Spiel aus dem Manual Training für Kinder mit Aufmerksamkeitsstörungen nach Jacobs und Petermann 2008)

Dabei werden nacheinander durch die Trainerin/den Trainer Fragen gestellt, wobei auf die erste Frage die Antwort: „Brum brum" folgt und die richtige Antwort erst bei der zweiten Frage genannt wird. Somit folgen alle Antworten zeitversetzt. Bei einem Fehler wird neu gestartet und das andere Team bekommt einen Pluspunkt.

Fragen

- Milch hat die Farbe? – Brum brum
- Wie viele Beine hat eine Kuh? – weiß
- Im Sommer sieht man an den Bäumen viele grüne? – vier
- Manche Familien haben zum Schwimmen im Garten einen? – Blätter
- Wenn man sich den Arm bricht, muss man ins? – Pool
- Im Sommer trägt man statt einem dicken Pullover? – Spital
- Ein Auto hat vier? – T- Shirt
- Auf eine Wunde klebt man ein? – Räder
- Ein Hund macht nicht miau, sondern? – Pflaster
- Ein Spiegelei brät man in der? – wau, wau
- Meine Lieblingsspeise ist? – eine Pfanne
- Vor den Fenstern hängen meist? – Spaghetti
- Um zu heizen sind in den Häusern? – Vorhänge
- Um Hausaufgaben zu schreiben, haben Kinder in ihrem Zimmer einen? – Heizkörper/Ofen
- Was bringt der Postbote? – einen Schreibtisch
- Ein Automechaniker repariert? – Briefe
- Eine Frisörin schneidet? – Autos
- Meine Lehrerin schreibt an der? – Haare
- Zum Ausmalen von Bildern braucht man? – Tafel
- Wenn man rausgeht zieht man sich was an den Füßen an? – Malstifte
- Nenne ein rotes Gemüse? – Schuhe
- Welche Farbe hat der Hut von Rotkäppchen? – Tomate
- Auf ein Brot schmiert man zunächst? – rot
- Wie heißt du? – Butter
- Was steht im Mathematikbuch? – Namen
- Was ist braun und wird gerne genascht? – Zahlen
- Wie heißt das stachelige kleine Tier? – Schokolade
- Nenne ein anderes Wort für Kasten? – Igel
- Im Winter trinken viele Menschen gerne heißen? – Schrank
- Aus dem See angeln Fischer? – Tee
- Wo leben Elefanten? – Fische
- Ein Schneemann trägt am Kopf einen? – Afrika
- Nenne eine gelbe Obstsorte? – Topf/Hut

- Wenn es heiß ist, schleckt man gerne? – Banane/Birne
- Wenn ich schwimmen gehe, ziehe ich was an? – Eis
- Welches Tier hat einen langen Rüssel? – Badehose/Schwimmanzug
- Ein Huhn hat wie viele Beine? – Elefant
- In welcher Jahreszeit ist dein Geburtstag? – zwei
- Im Winter liegt auf den Bergen meist? – Monat
- In der Sauna ist es? – Schnee
- Was brauchst du zum Kleben? – heiß
- Für eine Zeichnung brauchst du einen Bleistift und? – Klebstoff
- In vielen Wohnungen hängen an den Wänden? – Papier
- Affen lieben? – Bilder

▪ Der zweite Auftrag

Dabei sollen die Kinder geschult werden, überlegt und bedacht an Aufgaben heranzugehen. Die Kinder arbeiten als gesamte Gruppe. Ein Kind wird als Fliegenfänger eingesetzt.

Das Spiel heißt Fliegen fangen. Die Mitspieler legen jeweils eine Hand in die Mitte. Die Fliegenfängerin/der Fliegenfänger kreist darüber und sagt: Ich fange euch mit dem Netz, ich fange euch mit der Klatsche, ich fange euch mit dem Kübel, ich fange euch mit der Bürste, ich fange euch mit einem Sack,... aber wenn sie/er sagt, ich fange euch mit der Hand, müssen die Mitspieler schnell die Hände wegziehen. Erwischt die Fängerin/der Fänger eine Hand, so ist dieser Mitspieler der neue Fliegenfänger. Achtung: Zieht jemand zu schnell weg, so wird diese Person ebenfalls Fänger.

Hier gibt es Pluspunkte, wenn jemand vorschnell wegzieht.

▪ Impi vergibt ein Puzzle-Teil an die Gruppe

Bevor Impi ein Puzzle- Teil vergeben kann, überlegt die Gruppe gemeinsam, was in dieser Stunde besonders positiv gelaufen ist und jedes Kind erhält den vierten Puzzleteil.

Jetzt verrechnet die Trainerin/der Trainer die Pluspunkte und gezeigten Hinweiskarten für jedes Kind, welche in die Liste der Trainerin/des Trainers eingetragen worden sind.

Impi bittet jedes Kind den Stundeninhalt, anhand einer Gruppenfrage in verschiedenen Bereichen, auszuprobieren und gemachte Beobachtungen dazu zu sammeln. Die Fragestellung bezieht sich dabei auf die Gruppenstunde und gibt jedem Kind die Gelegenheit, sich in der nächsten Stunde gezielt einzubringen. Der Auftrag ist den Eltern bekannt und die Kinder sollen diesen gemeinsam mit den Eltern erarbeiten.

▪▪ Wochenauftrag 4: WAS FINDE ICH AN ANDEREN GUT?

➔ **TAG – ZEIT – ORT – SITUATION – WAS FINDE ICH BEI WEM GUT? – WIE HAST DU DICH GEFÜHLT? – POSITIV-NEGATIV.**

Nach der „Das nehme ich mit, das lasse ich da“- Runde, nimmt die Stunde mit der Verabschiedung ein Ende.

6.5 Basisstunde 5

▪ Die Überleitung zum Start in die Stunde

Zunächst wird eine gezielte Überleitung von der letzten in die neue Stunde hergestellt. Dabei werden die Kinder einzeln und direkt befragt, was, im Bezug auf die Inhalte des Programmes, sich in der letzten Woche ereignet hat. Überleitungen können jedes einzelne Kind und gemachte Beobachtungen in den Vordergrund stellen, die anderen Kinder müssen stattdessen abwarten.

▪▪ Wochenauftrag 4: „WAS FINDE ICH AN ANDEREN GUT?"

TAG – ZEIT – ORT – SITUATION – WAS FINDE ICH BEI WEM GUT? – WIE HAST DU DICH GEFÜHLT? – POSITIV-NEGATIV (Sanduhr bei jedem Kind).

Nun werden die Kinder wieder in Teams mit 2/3 Mitspielern aufgeteilt.

▪ Das Besprechungsforum

Nun folgt das fünfte Besprechungsforum. Die Kinder sollen geschult werden, überlegt und bedacht an Aufgaben heranzugehen. Die Kinder arbeiten als gesamte Gruppe.

Die Hinweiskarten liegen in der Mitte am Boden. Sollte eine Grundregel nicht gelingen, darf ein Kind einem anderen Kind eine passende Karte zeigen.

Die Trainerin/der Trainer leitet das fünfte Forum an und liest Impis fünfte Geschichte vor: „Ich, der Helfer".

Ich, der Helfer

Ich kann gut helfen, bin auch immer gerne zur Stelle. Das schätzen andere an mir. Früher habe ich das nicht immer so gesehen, aber heute bin ich gleich zur Stelle. Da habe ich euch eine Geschichte dazu mitgebracht.

Es war an einem Wochenende und ich sollte meinen Eltern beim Aufräumen helfen. Papa hat die Teppiche staubgesaugt, Mama war mit der Wäsche beschäftigt und ich sollte mein Zimmer aufräumen, genauso wie meine ältere Schwester Anina. Normalerweise machen wir beide ordentlich mit, aber an diesem Tag wollte Anina nicht, also hatte ich auch keine Lust. Mama und Papa haben es mindestens fünfmal gesagt, dass wir endlich anfangen sollten. Keiner von uns beiden rührte auch nur einen Finger. Ganz im Gegenteil, ich habe sogar noch mehr hergeräumt. Ich baute damals mit meinem ganzen Lego eine Stadt und war plötzlich ziemlich beschäftigt. Na gut, ich hätte die Kleidung wegräumen und das Playmobile zurück in die Schachtel legen können, damit Papa saugen konnte, aber ich hatte nun anderes vor und das war mir im Moment viel wichtiger. Bald schaute mein Zimmer noch viel chaotischer aus als zuvor. Meine Eltern gaben auf und ließen uns machen. Die Mittagessenszeit war gekommen und ich hatte plötzlich großen Hunger. Da lief ich in die Küche und fragt Mama, wann es was zu essen gab. Sie meinte nur: „Ich hatte keine Lust zu kochen, aber das Haus ist fertig." Dann kam Papa: „Na, fertig mit dem Zimmer?" „Nö", meinte ich cool. „Papa und ich gehen heute aus. Wir sind mit dem Hausputz soweit fertig und lassen es uns heute gutgehen", erklärte Mama plötzlich. „Ja, zum Italiener auf eine Pizza, super, gute Idee", meinte ich. „Ihr habt leider noch zu tun", stellte Mama klar fest. Anina, die mittlerweile hinter mir stand, konnte es kaum glauben. „Ich räume schnell auf, damit Papa saugen kann, dann komme ich mit", warf meine Schwester

ein. „Ich auch", antwortete ich schnell. „Ich habe alles staubgesaugt, bei euch konnte ich nicht rein, also müsst ihr das selbst machen", erwiderte nun Papa.
Heute verstehe ich, warum sie so gehandelt haben, ihr auch?

Daran anschließend übergibt er an ein Kind, welches in ihrem/seinem Namen die zu Impis Geschichte passenden Fragen stellt und somit die Moderation übernimmt. Der Ablauf bleibt bei allen Foren gleich. Es wird zunächst der Auftrag vorgelesen.

Gruppenfragen zum Thema
- Wie hätten eure Eltern reagiert?
- Fandest du die Aktion von Impis Eltern richtig?
- Hast du schon einmal etwas Ähnliches erlebt?
- Wie hast du dich dabei gefühlt?
- Hast du dabei etwas mitnehmen können?
- Was kannst du bis zum nächsten Mal ausprobieren?

▪ Der erste Auftrag

Dieser Auftrag bezieht sich diesmal auf das Vorstellungsvermögen. Die Kinder erhalten dabei die Möglichkeit, zu zeigen, was sie bereits können. Diese Aufgabe wird im Stehen gelöst.

Impi spielt gerne Seilformen. Dabei wird ein langes Seil genommen und die Kinder stellen sich in etwa im Abstand von einem Meter auf. Sie halten sich jeweils am Seil an und bekommen die Augen verbunden. Nun wird der Gruppe die Aufgabe genannt, sie solle einen Kreis bauen. Dabei übernimmt zunächst ein Team die Führung. Die Kinder müssen sich aufeinander verlassen können und gut miteinander kommunizieren. Stellt die Gruppe fest, dass sie fertig ist, wird das Seil in der Form abgelegt und die Augenbinden abgenommen. Jetzt kann kontrolliert werden, ob die Form passt. Danach wird neu gestartet und das andere Team darf anleiten. Wer nicht mithilft, verschenkt einen Pluspunkt.

▪ Der zweite Auftrag

In diesem Auftrag werden die Kinder in ihrem Arbeitsgedächtnis geschult. Der Themenauftrag wird spielerisch an diesen Schwerpunkt immer neu angepasst. Jedes Kind arbeitet im Team und dabei für sich.

Kennt ihr das Lied „Zwei Rennfahrer sitzen an der Strass, haben eine Platten und überlegen sich was. Da kommt ein LKW und spritzt sie nass, zwei Rennfahrer sitzen an der Strass".

Wir üben zunächst das Grundlied ein. Jetzt ändern wir die Vokale. Wir sagen statt jedem Vokal (a,e,i,o,u,ei,eu) z. B. ein A.

Jetzt geht das Lied so: „Zwa Rannfahrar satzan an da Strass. Haban anan Plattan and abarlagen sach was. Da kammt an LKW and spratzt sa nass. Zwa Rannfahrar satzan an da Strass." Da geht natürlich auch mit dem E/I/O/U/Ü/Ä/Ö/EI/EU.

Damit es noch mehr zum Nachdenken wird, wird jedem Kind ein anderer Vokal gezeigt, nachdem sie nun singen sollen.

Fehler werden dem anderen Team als Pluspunkte zugeschrieben.

- **Impi vergibt ein Puzzle-Teil an die Gruppe**

Bevor Impi ein Puzzle- Teil vergeben kann, überlegt die Gruppe gemeinsam, was in dieser Stunde besonders positiv gelaufen ist und jedes Kind erhält den fünften Puzzleteil.

Jetzt verrechnet die Trainerin/der Trainer die Pluspunkte und gezeigten Hinweiskarten für jedes Kind, welche in die Liste der Trainerin/des Trainers eingetragen worden sind.

Impi bittet jedes Kind den Stundeninhalt, anhand einer Gruppenfrage in verschiedenen Bereichen, auszuprobieren und gemachte Beobachtungen dazu zu sammeln. Die Fragestellung bezieht sich dabei auf die Gruppenstunde und gibt jedem Kind die Gelegenheit, sich in der nächsten Stunde gezielt einzubringen. Der Auftrag ist den Eltern bekannt und die Kinder sollen diesen gemeinsam mit den Eltern erarbeiten.

▪▪ Wochenauftrag 5: ICH BIN EIN GUTER HELFER

➊ **TAG – ZEIT – ORT – SITUATION – WEM KONNTE ICH HELFEN? – WIE HAST DU DICH GEFÜHLT? – POSITIV – NEGATIV.**

Nach der „Das nehme ich mit, das lasse ich da"- Runde, nimmt die Stunde mit der Verabschiedung ein Ende.

6.6 Basisstunde 6

- **Die Überleitung zum Start in die Stunde**

Zunächst wird eine gezielte Überleitung von der letzten in die neue Stunde hergestellt. Dabei werden die Kinder einzeln und direkt befragt, was, im Bezug auf die Inhalte des Programmes, sich in der letzten Woche ereignet hat. Überleitungen können jedes einzelne Kind und gemachte Beobachtungen in den Vordergrund stellen, die anderen Kinder müssen stattdessen abwarten.

▪▪ Wochenauftrag 5: „ICH BIN EIN GUTER HELFER"

➊ **TAG – ZEIT – ORT – SITUATION – WEM KONNTE ICH HELFEN? – WIE HAST DU DICH GEFÜHLT? – POSITIV – NEGATIV (Sanduhr bei jedem Kind).**

- **Das Besprechungsforum**

Nun folgt das sechste Besprechungsforum. Die Kinder sollen geschult werden, überlegt und bedacht an Aufgaben heranzugehen. Die Kinder arbeiten als gesamte Gruppe.

Die Hinweiskarten liegen in der Mitte am Boden. Sollte eine Grundregel nicht gelingen, darf ein Kind einem anderen Kind eine passende Karte zeigen.

Die Trainerin/der Trainer leitet das sechste Forum an und liest Impis sechste Geschichte vor: „Ich möchte anderen Vertrauen".

Ich kann vertrauen

Das mit dem Vertrauen ist so eine Sache. Manchmal kommt es vor, dass man jemandem vertraut und dann enttäuscht wird. Damit das nicht passiert, versuche ich auch immer vertrauenswürdig zu sein. Was das heißt? Ich habe eine Geschichte mitgebracht.

Als ich noch zur Schule ging, so in die 3. Klasse, da konnte ich manche Buben und Mädels gut leiden, manche waren mir weniger sympathisch. Das lag wahrscheinlich daran, dass sie andere Interessen hatte als ich, aber einmal wollte ich einen Buben zum Freund, der mir richtig cool erschien. Frem war sein Name. Er ging in die vierte Klasse und wir hatten denselben Schulweg. Anfang der 3. Klasse freundete ich mich etwas mit ihm an. Er erzählte mir allerlei Sachen von anderen Kindern, das fand ich spannend. Außerdem brachte er immer Naschzeugs mit und sagte, dass ich sein bester Freund sei. Das hat mir eigentlich ganz gut gefallen. Frem erzählte mir manchmal Geheimnisse und das fand ich richtig spannend. Er meinte: „Sumis Tante, aber das darfst du niemandem sagen, wird von einem Geheimdienst überwacht. Sie ist da in irgendwas verwickelt. Behalte es für dich, denn das soll ich auch geheim halten, meinte Sumi. Sie weiß auch nicht mehr." Das war ja schräg, dachte ich und ging mit Frem zur Schule. In der Schule verlief der Tag so wie immer. Ich dachte öfter an Frems Geschichte und es fiel mir echt nicht leicht, die Story für mich zu behalten. Ken oder Pet kannten Sumi ja auch gut und am liebsten hätte ich die spannende Geschichte herumerzählt, aber irgendetwas hielt mich zurück. Gut war es, denn ein paar Tage später wurden Sumi und Frem nacheinander zum Direktor gebeten. Sumi kam heulend zurück in die Klasse. Seit ein paar Tagen war sie schon so zurückgezogen und getraute sich nur mit Emsi zu sprechen, so bemerkte ich jetzt. Frem bekam eine echte Strafe. Er dürfte diese Geschichte überall verbreitet haben ohne auch nur nachzudenken, was er damit anstellte. Sumi hatte das mitbekommen, dass die ganze Schule schlecht über sie redete und sich ziemlich mies gefühlt. So zog sie sich zurück. Jetzt erst erzählte ihr der Direktor, was Frem da behauptete. Die spannende Geschichte war also frei erfunden und brachte Sumi in riesen Verlegenheit ohne Grund. Sie tat mir echt leid.

Frem musste fünf Wochen lang als Strafe, täglich unsere Klassentafel löschen und den Boden kehren. Seitdem glaubt ihm niemand mehr eine seiner Storys. Irgendwie tut er mir leid, aber er hat voll gelogen und jemandem anderen damit geschadet, das war echt gemein. Manchmal gehe ich noch mit Frem zur Schule, glauben werde ich ihm keine Story mehr, obwohl er daraus gelernt hat, denn er weiß jetzt, dass man nur Freunde gewinnt, wenn man selbst vertrauenswürdig ist. Kurze Zeit darauf hat er mit einer Therapie begonnen und hat sich ziemlich zum Guten gewandelt. Ich glaube, dass er daraus gelernt hat.

Daran anschließend übergibt die Trainerin/der Trainer an ein Kind, welches in ihrem/seinem Namen die zu Impis Geschichte passenden Fragen stellt und somit die Moderation übernimmt. Der Ablauf bleibt bei allen Foren gleich. Es wird zunächst der Auftrag vorgelesen.

Gruppenfragen zum Thema

- Hat Impi richtig gehandelt?
- Wie hat sich Impi gefühlt?
- Hast du schon einmal etwas Ähnliches erlebt?
- Wie hast du dich dabei gefühlt?
- Wie hältst du das mit dem Vertrauen?
- Bist du vertrauenswürdig, also würdig, dass man dir echt vertrauen kann?
- Was kannst du bis zum nächsten Mal ausprobieren?

▪ Der erste Auftrag

Dabei sollen die Kinder geschult werden, überlegt und bedacht an Aufgaben heranzugehen. Die Kinder arbeiten im Team. Die Kinder werden dabei als lebende Puppen eingesetzt. Die Trainerin/der Trainer wird zunächst zum Steuern eingesetzt. Die Puppen können jedoch nur abgehackt laufen. Die Kinder stellen sich zunächst in einer Linie auf. Jetzt wird das Laufen geübt. Mit dem Kommando „Ein" laufen alle im Takt mit derselben Schrittlänge geradeaus, mit „Rechts" wechseln alle im Takt nach rechts, mit „Links" alle nach links und mit „Aus" stehen sie sofort still. Nun stellen sich zwei Kinder auf die eine Seite und zwei an der gegenüberliegenden Seite auf. Mit dem Kommando „Ein" laufen sie los. Ziel soll sein, dass alle Puppen nebeneinander in der Mitte zum Stehen kommen, da ja alle auf dasselbe Kommando hören. Hier gibt es Pluspunkte für das jeweils andere Team, wenn jemand aus einem Team zu schnell ist oder falsche Bewegungen macht.

Um die Aufgabe zu erschweren können auch die Arme dazu geschalten werden oder zwei Puppen machen genau das Gegenteil (nach heimlicher Aufforderung der Trainerin/des Trainers.

▪ Der zweite Auftrag

In diesem Spiel werden die Kinder in der Bewegung, in ihrer kognitiven Flexibilität und in ihren Impulsen geschult. Jedes Kind arbeitet in diesem Auftrag für sich.

„Alles was Räder hat, fährt"- Das Spiel läuft analog zum Kinderspiel „Alles was fliegen kann, fliegt" ab. Die Trainerin/der Trainer zeigt vor und spricht: „Alle Kinder klopfen mit den Zeigefingern im Takt auf den Rand des Tisches" – Beobachtung, ob das alle Kinder zeitgleich können, ansonsten Übung. Nun sagt die Trainerin/der Trainer: „Alles was Räder hat, fährt. Das Auto fährt" – dabei werden die Finger hochgezogen. Hochgezogen heißt Zustimmung zur Aussage. Bleiben die Finger liegen, bedeutet es, dass die Aussage falsch ist.

Die Trainerin/der Trainer gibt vor: Auto, Fahrrad, Vogel, Roller, Hahn, Teller, Moped, Baum, Flugzeug, Banane, Rose, Sessel, Anhänger, Ball, Longboard, Rollschuhe, Bus, Eis, Lastwagen, Schi, Schlange, Motorboot …

Erhöhung der Schwierigkeit, aber mit denselben Vorgaben wie eben.

- „Alles was einen Lenker hat, lenkt."
- „Alles was einen Motor hat, brummt."
- „Alles was eine Lichtquelle hat, leuchtet."

▪ Impi vergibt ein Puzzle-Teil an die Gruppe

Bevor Impi ein Puzzle- Teil vergeben kann, überlegt die Gruppe gemeinsam, was in dieser Stunde besonders positiv gelaufen ist und jedes Kind erhält den sechsten Puzzleteil.

Jetzt verrechnet die Trainerin/der Trainer die Pluspunkte und gezeigten Hinweiskarten für jedes Kind, welche in die Liste der Trainerin/des Trainers eingetragen worden sind.

Impi bittet jedes Kind den Stundeninhalt, anhand einer Gruppenfrage in verschiedenen Bereichen, auszuprobieren und gemachte Beobachtungen dazu zu sammeln. Die Fragestellung bezieht sich dabei auf die Gruppenstunde und gibt jedem Kind die Gelegenheit, sich in der nächsten Stunde gezielt einzubringen. Der

Auftrag ist den Eltern bekannt und die Kinder sollen diesen gemeinsam mit den Eltern erarbeiten.

▪▪ Wochenauftrag 6: ICH KANN VERTRAUEN

➤ **TAG – ZEIT – ORT – SITUATION – WEM KONNTE ICH VERTRAUEN? – WIE HAST DU DICH GEFÜHLT? – POSITIV – NEGATIV.**

Nach der „Das nehme ich mit, das lasse ich da"- Runde, nimmt die Stunde mit der Verabschiedung ein Ende.

6.7 Basisstunde 7

6

▪ Die Überleitung zum Start in die Stunde

Zunächst wird eine gezielte Überleitung von der letzten in die neue Stunde hergestellt. Dabei werden die Kinder einzeln und direkt befragt, was, im Bezug auf die Inhalte des Programmes, sich in der letzten Woche ereignet hat. Überleitungen können jedes einzelne Kind und gemachte Beobachtungen in den Vordergrund stellen, die anderen Kinder müssen stattdessen abwarten.

▪▪ Wochenauftrag 6: „ICH KANN VERTRAUEN"

➤ **TAG – ZEIT – ORT – SITUATION – WEM KONNTE ICH VERTRAUEN? – WIE HAST DU DICH GEFÜHLT? – POSITIV – NEGATIV (Sanduhr bei jedem Kind).**

▪ Das Besprechungsforum

Nun folgt das siebente Besprechungsforum. Die Kinder sollen geschult werden, überlegt und bedacht an Aufgaben heranzugehen. Die Kinder arbeiten als gesamte Gruppe.

Die Hinweiskarten liegen in der Mitte am Boden. Sollte eine Grundregel nicht gelingen, darf ein Kind einem anderen Kind eine passende Karte zeigen.

Die Trainerin/der Trainer leitet das siebente Forum an und liest Impis siebente Geschichte vor: „Ich schaue auf mich".

Ich schaue auf mich

Ich weiß, wie es euch manchmal geht, wenn ihr so in der Schule seid mit Leuten, wo ihr das Gefühl habt, die mögen euch nicht. Wie könnt ihr ihnen begegnen? Da habe ich eine Geschichte mitgebracht.

Es war gegen Schulende in meiner Volksschulzeit und ich hatte eigentlich schon keine Lust mir, mir dauernd von den Gescheiten in der Schule anzuhören, wie super und toll sie doch sind. Sie kommen ins Gymnasium und sind ja so viel besser als ich. Ich wäre ohnehin zu blöd. Ich kann ja nix. Da habe ich einfach mal auf Durchzug gestellt. Ich habe die Leute einfach reden gelassen. Früher bin ich ja da sofort darauf angesprungen und teilte auch gleich aus, weil mich das schon verletzt hat. Ich habe gemerkt, dass sich das aber gar nicht auszahlt. Genau das macht die Gegner noch viel stärker und der Kreisel dreht sich weiter und weiter. Langweilig wird es denen nur, wenn man auf Durchzug schaltet, das heißt, bei einem Ohr rein und beim anderen wieder raus. Und so habe ich das gemacht. Ich habe an was Schönes gedacht und einfach die anderen reden gelassen. Das habe ich dann immer so gemacht und es wurde am Anfang noch etwas Mehr, das doofe Reden meiner

Mitschüler, aber dann wurde es ihnen irgendwie zu langweilig und sie hörten einfach von selbst auf. So habe ich das in den Griff bekommen. Bald schon konnte ich das abstellen. Natürlich durfte ich dann selbst auch nicht damit anfangen, sonst wäre es gleich wieder richtig losgegangen. Das Leben ist jetzt für mich viel gemütlicher.

Daran anschließend übergibt die Trainerin/der Trainer an ein Kind, welches in ihrem/seinem Namen die zu Impis Geschichte passenden Fragen stellt und somit die Moderation übernimmt. Der Ablauf bleibt bei allen Foren gleich. Es wird zunächst der Auftrag vorgelesen.

Gruppenfragen zum Thema

- Wie hat sich Impi zuerst gefühlt, als er noch beschimpft wurde?
- Wie ging es Impi, als er das Schimpfen abstellen konnte?
- Hast du schon einmal etwas Ähnliches erlebt?
- Wie hast du dich dabei gefühlt?
- Wie hältst du das mit dem Schimpfen?
- Wer austeilt, kann auch einstecken?
- Was kannst du bis zum nächsten Mal ausprobieren?

- **Der erste Auftrag**

Dabei sollen die Kinder geschult werden, achtsam mit sich selbst umzugehen. Wir machen gemeinsam ein Experiment und sehen zu, wie es uns mit unserem Kopf manchmal geht. Dazu wird in ein durchsichtiges Gefäß klares Wasser gefüllt und gefragt, was die Kinder sehen. Sie antworten meist: „Ich kann durchsehen". „Ich sehe nur Wasser"… Jetzt wird eine Packung Natron in das Wassergefäß gefüllt und umgerührt. Das Wasser wird nun trüb. Die Kinder werden erneut gefragt. „Was seht ihr?" Sie meinen darauf: „Ich sehe trübes Wasser", „Ich kann nicht mehr durchsehen." Nun wird ein Zusammenhang zwischen klarem Wasser und dem oftmals Durcheinander im Kopf genau besprochen. Wenn sich nun nach und nach das Wasser setzt, kann festgestellt werden, dass das Wasser wieder klar wird. Dies bedeutet, dass jeder auf sich selbst, seine Gedanken und Gefühle achten soll und sich nicht aus dem Konzept gebracht werden lassen darf.

- **Der zweite Auftrag**

In diesem Spiel werden die Kinder herausgefordert, bei der Sache zu bleiben und mit zu raten. In einer Box wird eine Kleinigkeit versteckt, z. B. Gummizeugs. Jedes Kind arbeitet in diesem Auftrag für sich, indem reihum geraten wird, was in der Box sein könnte. Diese darf nicht berührt oder angehoben werden. Es gelten nur Fragen, auf welche die Trainerin/der Trainer mit „JA" und „NEIN" antworten kann. Wird der Inhalt erraten, darf jedes Kind eine kleine Nascherei bekommen.

Die Übung wird jetzt im Anschluss besprochen. Geht nochmals in die Überlegung zurück, ihr wart alle bei der Sache und habt euch nicht ablenken lassen, das ist der Zustand, den ihr braucht, um gelassener zu werden und Dinge einfach an euch vorbeiziehen lassen zu können. Prägt euch den Zustand, in dem ihr hell, klar und neugierig ward gut ein. Jedes Mal, wenn ihr in eine Situation kommt, wo ihr schnell hochgehen wollt, bleibt besonnen und klar. Lasst die Dinge an euch vorbeiziehen.

■ **Impi vergibt ein Puzzle-Teil an die Gruppe**

Bevor Impi ein Puzzle- Teil vergeben kann, überlegt die Gruppe gemeinsam, was in dieser Stunde besonders positiv gelaufen ist und jedes Kind erhält den siebenten Puzzleteil.

Jetzt verrechnet die Trainerin/der Trainer die Pluspunkte und gezeigten Hinweiskarten für jedes Kind, welche in die Liste der Trainerin/des Trainers eingetragen worden sind.

Impi bittet jedes Kind den Stundeninhalt, anhand einer Gruppenfrage in verschiedenen Bereichen, auszuprobieren und gemachte Beobachtungen dazu zu sammeln. Die Fragestellung bezieht sich dabei auf die Gruppenstunde und gibt jedem Kind die Gelegenheit, sich in der nächsten Stunde gezielt einzubringen. Der Auftrag ist den Eltern bekannt und die Kinder sollen diesen gemeinsam mit den Eltern erarbeiten.

■■ **Wochenauftrag 7: ICH ACHTE AUF MICH**

➋ **TAG – ZEIT – ORT – SITUATION – WEM KONNTE ICH VERTRAUEN? – WIE HAST DU DICH GEFÜHLT? – POSITIV – NEGATIV.**

Nach der „Das nehme ich mit, das lasse ich da"- Runde, nimmt die Stunde mit der Verabschiedung ein Ende.

6.8 Basisstunde 8

■ **Die Überleitung zum Start in die Stunde**

Zunächst wird eine gezielte Überleitung von der letzten in die neue Stunde hergestellt. Dabei werden die Kinder einzeln und direkt befragt, was, im Bezug auf die Inhalte des Programmes, sich in der letzten Woche ereignet hat. Überleitungen können jedes einzelne Kind und gemachte Beobachtungen in den Vordergrund stellen, die anderen Kinder müssen stattdessen abwarten.

■■ **Wochenauftrag 7: „ICH ACHTE AUF MICH"**

➋ **TAG – ZEIT – ORT – SITUATION – WAN KONNTE ICH AUF MICH ACHTEN? – WIE HAST DU DICH GEFÜHLT? – POSITIV – NEGATIV (Sanduhr bei jedem Kind).**

■ **Das Besprechungsforum**

Nun folgt das achte Besprechungsforum. Die Kinder sollen geschult werden, überlegt und bedacht an Aufgaben heranzugehen. Die Kinder arbeiten als gesamte Gruppe.

Die Hinweiskarten liegen in der Mitte am Boden. Sollte eine Grundregel nicht gelingen, darf ein Kind einem anderen Kind eine passende Karte zeigen.

Die Trainerin/der Trainer leitet das achte Forum an und liest Impis achte Geschichte vor: „Ich möchte mich verändern".

Ich möchte mich verändern

Nachdem es mir gelungen war, auf Durchzug zu schalten, habe ich mir damals genau überlegt, was denn anderen Menschen an mir missfallen könnte, das bedeutet, dass ich einmal genau geschaut habe, was es vielleicht anderen Menschen so schwermacht, mit

mir zurecht zu kommen. Ich habe dabei die Entdeckung gemacht, dass es nicht immer nur an den anderen Menschen liegt, dass man nicht so angenommen wird. Manchmal vergisst man selbst darauf zu achten, wie man sich verhält. Mir sind mögliche Dinge aufgefallen, die ich an anderen Menschen nicht mag und habe mich gefragt, ob ich dies oder das vielleicht auch mache und konnte feststellen, dass:
„Ich sehe immer alles lustig – Ich kann nichts ernst nehmen, obwohl es mich auch betrifft – Ich möchte ernsthafter sein"
„Ich verhalte mich unruhig – Ich bringe damit mich selbst und andere aus ihrer Arbeit"
„Ich bin mit meinen Gedanken immer ganz wo anders – Ich möchte mich mehr fokussieren und bei der Sache bleiben"
„Ich sehe mich selbst als der Beste an, obwohl ich merke, dass ich mich selbst als eher klein erlebe – Ich möchte ich selbst sein"
Solche Sätze kenne ich einige, weil es mich selbst betroffen hat.
Heute kann ich ernsthaft sein, wo es passt, habe aber meinen Humor nicht verloren und das finden andere Menschen so nett an mir.
Heute kann ich bei der Sache bleiben und auf Durchzug schalten, wenn es notwendig ist.
Heute bin ich, ich selbst und muss mich nicht verstellen, damit ich den anderen gefalle und das macht es viel einfacher.
Probiert es aus, an eurem Ziel/euren Zielen zu arbeiten und ihr werdet sehen, ihr werdet immer besser. So könnt ihr euch nach und nach verändern und habt Freude daran. Auch andere Menschen werden euch besser kennen lernen und euch mögen, weil sie euch als echt erleben dürfen. Ihr seid auch ganz tolle Menschen, traut euch.

Daran anschließend übergibt die Trainerin/der Trainer an ein Kind, welches in ihrem/seinem Namen die zu Impis Geschichte passenden Fragen stellt und somit die Moderation übernimmt. Der Ablauf bleibt bei allen Foren gleich. Es wird zunächst der Auftrag vorgelesen.

Gruppenfragen zum Thema
- Was möchtest du verändern?
- Was kannst du tun, damit dies die anderen Menschen sehen?
- Wie weißt du, ob es dir gelungen ist?
- Worauf kannst du bis nächste Woche genauer achten?
- Was probierst du dazu aus?

Der erste Auftrag

Der Sinn des Auftrages liegt daran, im Kopf flexibel für Neues zu werden und sinnvoll zu erzählen. Es werden verschiedene Blättchen mit verschiedenen Dingen darauf aufgelegt. Das können sein: ein Ball, Rollschuhe, ein Baum, eine Tasche, ein Feld, ein Buch, Socken, egal was. Jetzt geht es reihum. Die Trainerin/der Trainer beginnt eine Geschichte zu erzählen und startet zum Beispiel damit: „Ich kann mich noch genau an den Tag erinnern, als ich zum Geburtstag einen neuen Ball geschenkt bekam. Sofort bin ich damit in den Garten gelaufen und habe begonnen, damit zu spielen. Jetzt kam …. Und es wird von einem der Kinder weitererzählt. Dies wird so bestimmt, dass die Kinder aufzeigen dürfen und die Trainerin/der Trainer sucht die nächste Person aus oder eben ohne aufzuzeigen wird jemand bestimmt. Dabei ist egal, welches Motiv sich das Kind aussucht. Bereits verwendete Bilder werden umgedreht. Schweift ein Kind ab oder erzählt es Unsinn, wird es gestoppt und das nächste Kind darf weitermachen, bzw. die Trainerin/der Trainer kommt zu einem sinnvollen Inhalt zurück, bevor weitererzählt werden darf".

▪ Der zweite Auftrag

Die Aufgabe es zweiten Auftrages ist, Ziele zur Veränderung zu entwickeln, was jeder TNin/jedem TN wichtig wäre. Dafür wird Papier aufgelegt und Stifte in verschiedenen Farben bereitgelegt. Die Trainerin/der Trainer und die anderen TN können mittels der „heißen Stuhl Technik" helfen, jedem Kind bei seiner Zielformulierung zu unterstützen. Zunächst wird reihum überlegt, welches Ziel zum jeweiligen Kind passen könnte. Sobald ein TN ein Ziel weiß, teilt er es der Trainerin/dem Trainer leise mit. Nachdem dieses auf seine Richtigkeit geprüft ist (Formulierung und Inhalt sollte passen, um Beleidigungen/Kränkungen/Frust zu vermeiden), wird dieses durch den TN dem Kind wertschätzend mitgeteilt. Dadurch sieht das Kind, was andere Menschen sehen, was verbessert werden könnte, was sehr hilfreich sein kann. Das Kind selbst sollte ebenfalls ein Ziel formulierten. Diese werden dann auf das Papier geschrieben und in verschiedene Teilziele unterteilt oder mittels Fußspuren mit passenden Schlagworten farbig gestaltet.

6

▪ Impi vergibt ein Puzzle-Teil an die Gruppe

Bevor Impi ein Puzzle- Teil vergeben kann, überlegt die Gruppe gemeinsam, was in dieser Stunde besonders positiv gelaufen ist und jedes Kind erhält den achten Puzzleteil.

Jetzt verrechnet die Trainerin/der Trainer die Pluspunkte und gezeigten Hinweiskarten für jedes Kind, welche in die Liste der Trainerin/des Trainers eingetragen worden sind.

Impi bittet jedes Kind den Stundeninhalt, anhand einer Gruppenfrage in verschiedenen Bereichen, auszuprobieren und gemachte Beobachtungen dazu zu sammeln. Die Fragestellung bezieht sich dabei auf die Gruppenstunde und gibt jedem Kind die Gelegenheit, sich in der nächsten Stunde gezielt einzubringen. Der Auftrag ist den Eltern bekannt und die Kinder sollen diesen gemeinsam mit den Eltern erarbeiten.

▪▪ Wochenauftrag 8: „ICH MÖCHTE MICH VERÄNDERN"

❯ TAG – ZEIT – ORT – SITUATION – WANN HABE ICH ES GESCHAFFT ANDERES ZU HANDELN? – WIE HAST DU DICH GEFÜHLT? – POSITIV – NEGATIV (Sanduhr bei jedem Kind).

6.9 Basisstunde 9

▪ Die Überleitung zum Start in die Stunde

Zunächst wird eine gezielte Überleitung von der letzten in die neue Stunde hergestellt. Dabei werden die Kinder einzeln und direkt befragt, was, im Bezug auf die Inhalte des Programmes, sich in der letzten Woche ereignet hat. Überleitungen können jedes einzelne Kind und gemachte Beobachtungen in den Vordergrund stellen, die anderen Kinder müssen stattdessen abwarten.

▪▪ Wochenauftrag 8: „ICH MÖCHTE MICH VERÄNDERN"

TAG – ZEIT – ORT – SITUATION – WANN HABE ICH ES GESCHAFFT ANDERES ZU HANDELN? – WIE HAST DU DICH GEFÜHLT? – POSITIV – NEGATIV (Sanduhr bei jedem Kind).

▪ Das Besprechungsforum

Nun folgt das neunte Besprechungsforum. Die Kinder sollen geschult werden, überlegt und bedacht an Aufgaben heranzugehen. Die Kinder arbeiten als gesamte Gruppe.

Die Hinweiskarten liegen in der Mitte am Boden. Sollte eine Grundregel nicht gelingen, darf ein Kind einem anderen Kind eine passende Karte zeigen.

Die Trainerin/der Trainer leitet das neunte Forum an und liest Impis neunte Geschichte vor: „Ich fühle mich wohl, wenn ich richtig handle".

Ich fühle mich wohl

Also, ich weiß noch genau, als ich damals kurz vor den Ferien meinen Opa besucht habe. Ich habe Opa Rim immer vertraut und ihm manchmal von meinen Problemen erzählt. Er wusste immer, was zu tun war und hat mich sehr unterstützt. Opa Rim ist ein alter Haudegen, der auch gut mit Autos umgehen kann. Bei ihm lernte ich eine Seifenkiste zu bauen und konnte auch toll üben. Er hatte hinter seinem Haus einen wunderbaren Hügel auf dem sich ein schmaler Weg befand. Dort konnte ich mich auf meine Rennen vorbereiten und wurde nach und nach immer besser.
Jetzt bin ich doch glatt vom Thema abgekommen. Also, kurz vor Schulschluss in der dritten Klasse, ging es mir richtig mies. Ich war am Boden zerstört, alles ging schief. Opa Rim merkte sofort, dass etwas nicht stimmte, kochte Kakao und wir setzten uns gemütlich auf die Terrasse. Dort begann ich ihm von all meinen Problemen zu erzählen.
Ich habe noch nie einen Menschen gesehen, der mir so aufmerksam zugehört hatte, wie mein Opa. Schon das Zuhören alleine, brachte mir Erleichterung. Als ich fertig war, fasste mein Opa alle meine Probleme nochmals zusammen und brachte sie auf den Punkt. Jetzt holte er ein Blatt und begann zu schreiben. Auf das Blatt schrieb er: „Impis Methodenblatt". Ich dachte, was wird das jetzt? Schnell hatte er für jedes meiner Probleme eine Methode verfasst und wir machten uns gleich daran, diese zu besprechen. Sofort fühlte ich die Magie in diesen kurzen und knappen Inhalten. Gespannt lauschte ich, wie ich was, wann einsetzen konnte und war bereits richtig motiviert.
Die letzten Schultage vergingen im Flug und ich probierte die Methoden aus. Nach und nach merkte ich, dass Opa Rims Methoden mir echt helfen konnten. Aus diesem Grund möchte ich euch diese nun weiterreichen und euch die magischen Methoden mitteilen, damit auch ihr sie einsetzen könnt, wenn ihr sie braucht.
Probiert sie aus und ihr werdet merken, dass auch ihr euch nach und nach viel wohler fühlt. Schaut auf euch und eure Gedanken, bleibt bei der Sache und geht Streit aus dem Weg, dann geht auch für euch bald alles viel leichter. Ich drücke euch die Daumen.

Daran anschließend übergibt die Trainerin/der Trainer an ein Kind, welches in ihrem/seinem Namen die zu Impis Geschichte passenden Fragen stellt und somit die

Moderation übernimmt. Der Ablauf bleibt bei allen Foren gleich. Es wird zunächst der Auftrag vorgelesen.

Gruppenfragen zum Thema
- Was kannst du von Impis Opa lernen?
- Wann kannst du das einsetzen?
- Worauf kannst du bis nächste Woche genauer achten?
- Was kannst du ausprobieren?

▪ Der erste Auftrag

Es werden dabei Methoden für die Selbstregulation gesucht, welche von jedem Kind notiert werden. Zusätzlich wird dafür auch noch ein Methodenblatt gereicht, welches die Kinder foliiert mitbekommen. Gemeinsam werden diese Methoden bearbeitet und ausprobiert.

▪ Der zweite Auftrag

An dieser Stelle wird das Spiel „NANU" gespielt. Dies ist ein gängiges Ratespiel, bei welchem sich die Kinder merken müssen, welcher Gegenstand auf den versteckten Blättchen, welche farbig abgedeckt werden, abgebildet ist. Der TN mit den meisten gewonnenen Blättchen, gewinnt.

▪ Impi vergibt ein Puzzle-Teil an die Gruppe

Bevor Impi ein Puzzle- Teil vergeben kann, überlegt die Gruppe gemeinsam, was in dieser Stunde besonders positiv gelaufen ist und jedes Kind erhält den neunten Puzzleteil.

Jetzt verrechnet die Trainerin/der Trainer die Pluspunkte und gezeigten Hinweiskarten für jedes Kind, welche in die Liste der Trainerin/des Trainers eingetragen worden sind.

Impi bittet jedes Kind den Stundeninhalt, anhand einer Gruppenfrage in verschiedenen Bereichen, auszuprobieren und gemachte Beobachtungen dazu zu sammeln. Die Fragestellung bezieht sich dabei auf die Gruppenstunde und gibt jedem Kind die Gelegenheit, sich in der nächsten Stunde gezielt einzubringen. Der Auftrag ist den Eltern bekannt und die Kinder sollen diesen gemeinsam mit den Eltern erarbeiten.

▪▪ Wochenauftrag 9: „ICH FÜHLE MICH WOHL"

❯ TAG – ZEIT – ORT – SITUATION – WANN FÜHLE ICH MICH DURCH MEIN HANDELN GUT? – POSITIV – NEGATIV.

6.10 Basisstunde 10

▪ Die Überleitung zum Start in die Stunde

Zunächst wird eine gezielte Überleitung von der letzten in die neue Stunde hergestellt. Dabei werden die Kinder einzeln und direkt befragt, was, im Bezug auf die Inhalte des Programmes, sich in der letzten Woche ereignet hat. Überleitungen können jedes einzelne Kind und gemachte Beobachtungen in den Vordergrund stellen, die anderen Kinder müssen stattdessen abwarten.

▪▪ Wochenauftrag 9: „ICH MÖCHTE MICH VERÄNDERN"

TAG – ZEIT – ORT – SITUATION – WANN HABE ICH ES GESCHAFFT ANDERES ZU HANDELN? – WIE HAST DU DICH GEFÜHLT? – POSITIV – NEGATIV (Sanduhr bei jedem Kind).

▪ Das Besprechungsforum

Nun folgt das zehnte Besprechungsforum. Die Kinder sollen geschult werden, überlegt und bedacht an Aufgaben heranzugehen. Die Kinder arbeiten als gesamte Gruppe.

Die Hinweiskarten liegen in der Mitte am Boden. Sollte eine Grundregel nicht gelingen, darf ein Kind einem anderen Kind eine passende Karte zeigen.

Die Trainerin/der Trainer leitet das letzte Forum des ersten Blockes an und befragt die Kinder gezielt nach den Inhalten der letzten Stunden. Sie/Er liest Impis zehnte Geschichte vor und fragt im Anschluss nach, ob, wo, wie und wann sich die Kinder sicherer, sich verstanden, wahrgenommen und wohl fühlen und wo sie denken, dass sie noch Hilfe benötigen.

Ich möchte feiern

Jetzt haben wir doch schon einiges geschafft und ich denke, dass wir uns dafür loben können. Wir haben Vieles gehört und doch schon Einiges umgesetzt, denke ich. Deshalb ist es an der Zeit, dass wir unsere Bemühungen sehen und diese feiern.
Ich liebe Feste und habe in meinem Leben doch schon einiges erlebt. Außerdem freue ich mich darauf, wenn ich bald mit meinem Auto beim Rennen mitmachen kann. Einige Dinge muss ich aber dafür noch lernen und verbessern, meinen meine Kollegen. Also, sehen wir uns bald wieder und ziehen gemeinsam den zweiten Block durch, damit wir bald noch mehr schaffen können.
Damit ihr bis zum Start des zweiten Blockes nicht alles vergesst, habe ich euch einen Beobachtungsbogen mitgegeben, den ihr bitte jede Woche gemeinsam mit euren Eltern ausfüllt. Dieser dient dazu, dass ihr das, was ihr bereits erlernt habt, auch umsetzt. Deshalb bleibt tüchtig dabei.
Ich bin stolz auf euch. Gemeinsam sind wir ein starkes Team.

Die Rückmeldungen werden notiert und geben wichtige Hinweise für den zweiten Block (Stunde 11–20).

▪ Der erste Auftrag

Dafür werden nun die Close- Up Fragen ausgeteilt, welche das Kind beantworten soll. Dabei geht es um Inhalte, welche das Kind bereits können sollte, abgefragt. Natürlich erhalten die Kinder ein Lob, wenn sie das Blatt abgeben. Fehler werden nicht getadelt. Das Arbeitsblatt wird im Anschluss daran besprochen.

▪ Der zweite Auftrag

Dafür gibt es zwei Möglichkeiten. Entweder wird gemeinsam eine kleine jause als Abschluss des ersten Blockes gereicht (Kuchen oder ein Schleckeis) oder der Rest der Zeit wird als Spielzeit verwendet.

- **Impi vergibt ein Puzzle-Teil an die Gruppe**

Bevor Impi ein Puzzle- Teil vergeben kann, überlegt die Gruppe gemeinsam, was in dieser Stunde besonders positiv gelaufen ist und jedes Kind erhält den zehnten Puzzleteil.

Jetzt verrechnet die Trainerin/der Trainer die Pluspunkte und gezeigten Hinweiskarten für jedes Kind, welche in die Liste der Trainerin/des Trainers eingetragen worden sind.

- **Wochenauftrag**

Für diese Close- up Stunde wird kein expliziter Auftrag erteilt. Es kann jedoch ein „Beobachtungsbogen" – als Kopiervorlage für zu Hause mitgegeben werden.

Liegen zwischen dem ersten und dem zweiten Block mehr als drei Wochen, so kann für diesen Zeitraum ein Beobachtungsbogen in Verwendung gebracht werden. Hierfür werden die Eltern nun gezielt gebeten, gemeinsam mit dem Kind Beobachtungen in 5 Bereichen durchzuführen. Dieser Beobachtungsbogen kann immer dann zum Einsatz kommen, wenn das Kind/die Eltern glauben, dass es eine gemeinsame Beobachtung braucht. Deshalb darf diese beliebig oft kopiert zur Anwendung gebracht werden.

6.11 Rückmeldungen im Elterngespräch

Nach dem ersten Block der 10 Basisstunden wird eine gemeinsame Elternstunde ohne Kinder angeboten, worin die Eltern ihre Rückmeldungen abgeben können. Es hat sich als positiv erwiesen, wenn pro Kind mindestens ein Elternteil/eine erziehungsberechtige Person zu dieser Stunde erscheint, denn sie sehen, dass auch andere Eltern Schwierigkeiten mit den Kindern haben.

Inhaltlich werden hier zunächst die Beobachtungen der Trainerin/des Trainers in einigen, klaren Sätzen vermittelt, bzw. die Inhalte des nächsten Blockes (positive Vorbilder und daraus Möglichkeiten daraus ableiten lernen/Gefühle erkennen und damit umgehen lernen/sich auf Neues einlassen können/Rückmeldungen und Kritik positiv nutzen/...) vorgestellt.

Nun werden einzelne Elternteile nach positiven und negativen Veränderungen befragt. Diese werden notiert und geben wichtige Informationen für den nächsten Block. Neben den Informationen, welche die Trainerin/der Trainer erhält, können auch die Eltern aus den verschiedenen Rückmeldungen ihre Schlüsse ziehen. Dabei können zum Beispiel Elternteile, die sich am Wochenauftrag weniger beteiligt haben, sehen, dass dieser gezielt durchgeführt, einen positiven Einfluss auf das Verhalten des Kindes nimmt.

Eine gelungene Elternstunde nimmt die Eltern in den nächsten Block mit und trägt dazu bei, das Vertrauen zwischen Eltern und Trainerin/Trainer zu stärken. Außerdem können freundschaftliche Beziehungen zwischen den einzelnen Elternteilen entstehen.

Das Programm – Die Fertigungsstunden Block 2

7.1 Festigungsstunde 1 – 54

7.2 Festigungsstunde 2 – 56

7.3 Festigungsstunde 3 – 58

7.4 Festigungsstunde 4 – 61

7.5 Festigungsstunde 5 – 64

7.6 Festigungsstunde 6 – 67

7.7 Festigungsstunde 7 – 70

7.8 Basisstunde 8 – 73

7.9 Basisstunde 9 – 75

7.10 Basisstunde 10 (Close-up-Stunde) – 77

7.11 Rückmeldungen im Elterngespräch – 78

D. Freiberger, *Training der Impulskontrolle*, https://doi.org/10.1007/978-3-658-26840-4_7

Der Stundenablauf sollte weiterhin immer gleichbleibend durchgeführt werden, um die bereits bestehende Struktur zu erhalten. Störungen haben dennoch weiterhin Vorrang, wenn diese in den Ablauf passen. Ansonsten werden die Kinder angehalten, Problemebereiche gemeinsam mit der Trainerin/dem Trainer in Einzeleinheiten zu bearbeiten, um den Ablauf der Gruppensitzungen nicht maßgeblich zu beeinflussen.

Natürlich ist die Trainerin/der Trainer angehalten weiterhin für eine gute Vorbereitung der Stunden zu sorgen, da dies maßgeblich für einen erfolgreichen Ablauf der Stunde ist. Diese und auch jene Materialien, welche in der jeweiligen Stunde in Verwendung stehen, werden am Beginn jeder Stunde zusammengefasst. Die Räumlichkeit, in welchem das Gruppentraining stattfindet, sollte natürlich weiterhin gleichbleiben, um den Stundenablauf durch Veränderungen nicht zu beeinflussen.

7.1 Festigungsstunde 1

▪ Die Überleitung zum Start in die Stunde

Zunächst wird durch eine gezielte Überleitung ein Bezug vom letzten Bock in die neue Stunde hergestellt. Dabei werden die Kinder einzeln und direkt befragt, was sich, im Bezug auf die Inhalte des Programmes, in den letzten Wochen ereignet hat. Überleitungen können jedes einzelne Kind und gemachte Beobachtungen in den Vordergrund stellen, die anderen Kinder müssen stattdessen abwarten.

Hierzu wurde eventuell der Beobachtungsbogen gereicht, wenn die beiden Blöcke einen weiteren Zeitabstand voneinander aufweisen. Dieser kann nun dazu genützt werden, um Veränderungen Fortschritte/Rückschritte zu besprechen. Gegebenenfalls können Fragen zum neuen Block, sowie die Inhalte zu diesem genauer in den Mittelpunkt gerückt werden.

▪ Das Besprechungsforum

Analog zu den Basisstunden bleibt das Besprechungsforum erhalten. Dabei sollen die Kinder werden, überlegt und bedacht an Aufgaben heranzugehen. Die Kinder arbeiten als gesamte Gruppe.

Die Hinweiskarten liegen in der Mitte am Boden. Sollte eine Grundregel nicht gelingen, darf ein Kind einem anderen Kind eine passende Karte zeigen.

Die Trainerin/der Trainer leitet das erste Forum im zweiten Block an und liest Impis erste Geschichte vor: „So will ich sein".

▪ So will ich sein

Ihr kennt mich ja jetzt schon seit einiger Zeit. Was ihr noch nicht wisst ist, dass ich ein Vorbild habe. Wer mein Vorbild ist, wollt ihr wissen? Na vielleicht kommt ihr ja selbst darauf.
Da war ich so 11 oder so und ich war ein ziemlich schwieriges Kind, sagen zumindest damals alle. Ja, ich war ja wirklich nicht so ganz einfach und ich habe mir also überlegt, wen ich da am besten finde. So wie meine Kumpels wollte ich dann auch nicht sein. Der langweilige Mup (stand immer nur gelangweilt herum), der starke Snuf (aber leider nur mit seinem Gerede, der war vielleicht dünn aber so gar nicht stark), der miese Koppe (der hat etwas gesagt und dann etwas ganz anderes getan, auf den konnte man sich nicht verlassen). Nein, die waren zwar als Freunde ganz lustig, so werden wollte ich aber nicht.

Ich wollte, na, wisst ihr es schon? Ich wollte so klug, stark, ideenreich und lieb wie mein Opa sein. Der hatte immer die besten Ideen, besonders, wenn jemand seine Hilfe brauchte, konnte aufmerksam zuhören, fiel einem nie ins Wort, nahm sich Zeit, bot einem seine Hilfe an, wenn man sie brauchte und war eigentlich sehr beliebt bei uns im Ort. Ja, Opa war das beste Vorbild.
Ich nahm mir die Zeit und schaute mir doch einige seiner Verhaltensweise ab, seine Reaktionen, wenn ihn jemand ärgerte, … Ihr müsst wissen, er wurde nie böse, dachte immer vorher nach, bevor er zu reden begann, hörte immer zu und konnte so auch tolle Ideen entwickeln, schlichtweg ich lernte von ihm und wurde schließlich belohnt.
Glaubt ihr mir? Es geht, braucht aber seine Zeit. Das heißt natürlich jetzt nicht, dass ihr euch komplett verändern sollt. Nein, nein, da seid ihr auf dem Holzweg. Ihr sollt euch nur ein bisschen nachjustieren und die positiven Dinge, die euch und anderen bei jemandem auffallen, abgucken und mit Geduld und Übung könnt ihr euch da mächtig was abschauen.
Probiert es aus. Ich weiß, dass es geht. Ich habe es selbst gemacht.

Daran anschließend übergibt die Trainerin/der Trainer an ein Kind, welches in ihrem/seinem Namen die zu Impis Geschichte passenden Fragen stellt und somit die Moderation übernimmt. Der Ablauf bleibt bei allen Foren gleich. Es wird zunächst der Auftrag vorgelesen.

Gruppenfragen zum Thema
- Wer könnte Vorbild sein?
- Was könntest du dir von dieser Person abgucken?
- Warum möchtest du genau das auch so machen?
- Wie und wo kannst du diese neue Verhaltensweise einsetzen?
- Wie würdest du dich fühlen, wenn du sie beherrscht?
- Wie würden die anderen darauf reagieren?
- Was kannst du bis zum nächsten Mal ausprobieren?

Übt das in der nächsten Woche und schreibt die Situationen auf, in denen ihr es geschafft habt.

Der erste Auftrag
Material: Stifte und Blätter

Jedes Kind bekommt ein Blatt und notiert, welches positive Verhalten es sich gegebenenfalls von einem oder mehreren Teilnehmern abschauen möchte. Sollte es sich bei den anderen Teilnehmern nichts Passendes finden, so kann gezielt nach einer Person aus der Verwandtschaft/dem Freundeskreis/der Bekanntschaft gesucht werden. Positive Verhaltensweisen dieser Person sollten notiert werden.

Der zweite Auftrag
Jedes Kind darf diese gefundene Person vorstellen. Dafür wird ein Sessel in die Raummitte gestellt, der leer bleibt. Das Kind stellt die notierte Person vor und erzählt, um wen es sich handelt und welches Verhalten ihm an dieser so gefällt. Diese Übung sorgt

dafür, eine Visualisierung des Zielverhaltens zu erreichen, welches dann umgesetzt werden soll.

- **Impi vergibt ein Puzzle-Teil an die Gruppe**

Bevor Impi ein Puzzle- Teil vergeben kann, überlegt die Gruppe gemeinsam, was in dieser Stunde besonders positiv gelaufen ist und jedes Kind erhält den elften Puzzleteil.

Jetzt verrechnet die Trainerin/der Trainer die Pluspunkte und gezeigten Hinweiskarten für jedes Kind, welche in die Liste der Trainerin/des Trainers eingetragen worden sind.

Impi bittet jedes Kind den Stundeninhalt, anhand einer Gruppenfrage in verschiedenen Bereichen, auszuprobieren und gemachte Beobachtungen dazu zu sammeln. Die Fragestellung bezieht sich dabei auf die Gruppenstunde und gibt jedem Kind die Gelegenheit, sich in der nächsten Stunde gezielt einzubringen. Der Auftrag ist den Eltern bekannt und die Kinder sollen diesen gemeinsam mit den Eltern erarbeiten.

Wochenauftrag 1: „SO WILL ICH SEIN"
TAG – ZEIT – ORT – SITUATION – SO WILL ICH SEIN – WIE HAST DU DICH GEFÜHLT? – POSITIV – NEGATIV – Was nehme ich mit, was lasse ich da oder so ähnlich

7.2 Festigungsstunde 2

- **Die Überleitung zum Start in die Stunde**

Zunächst wird eine gezielte Überleitung von der letzten in die neue Stunde hergestellt. Dabei werden die Kinder einzeln und direkt befragt, was, im Bezug auf die Inhalte des Programmes, sich in der letzten Woche ereignet hat. Überleitungen können jedes einzelne Kind und gemachte Beobachtungen in den Vordergrund stellen, die anderen Kinder müssen stattdessen abwarten. Dabei ist es wichtig, dem Kind, welches an der Reihe ist, einen dafür gleichbleibenden Zeitumfang (Sanduhr) einzuräumen. Das Ziel dabei ist, Erfahrungen zu machen, dass auch Inhalte anderer Kinder für die eigene Persönlichkeit relevant sein können.

Der letzte Wochenauftrag war zum Thema: „SO WILL ICH SEIN"
TAG – ZEIT – ORT – SITUATION – SO WILL ICH SEIN – WIE HAST DU DICH GEFÜHLT? – POSITIV – NEGATIV (Sanduhr bei jedem Kind)

Nun werden wieder Teams gebildet. In einem Team befinden sich 2–3 Mitspieler, welche für die Dauer einer Einheit ein Team bleiben.

- **Das Besprechungsforum**

Nun folgt das zweite Besprechungsforum. Dabei sollen die Kinder werden, überlegt und bedacht an Aufgaben heranzugehen. Die Kinder arbeiten als gesamte Gruppe.

Die Hinweiskarten liegen in der Mitte und können gegenseitig von den Kindern gezeigt werden, wenn sie passend erscheinen.

Die Trainerin/der Trainer liest die zweite Impi – Geschichte vor: „Mit meinen Gefühlen umgehen können". Der Ablauf bleibt bei allen Foren gleich. Es wird zunächst die Geschichte vorgelesen, um das Thema herauszufiltern.

Mit meinen Gefühlen umgehen können

Warum Gefühle wichtig sind? Das wollt ihr wohl wissen oder wahrscheinlich kommt ihr selbst darauf?

Na gut, das fällt mir ein, als ich 9 war und meine Eltern waren aus. Ich war mit meiner älteren Schwester alleine zu Hause. Wir saßen im Wohnzimmer und schauten uns noch die Serie zu Ende an. Jetzt wollte meine Schwester noch wissen, was es in den anderen Sendern spielte und drehte verbotener Weise um. Auf einmal gab es einen Knall und ich schreckte hoch. Das kam aus der Küche. Erschrocken trauten wir uns nicht nachzusehen und waren wie angewurzelt, weil es im TV auch gerade einen Knall gegeben hatte. Da waren Einbrecher und das machte uns ziemlich

Angst: Wie sich die Angst anfühlte, ja nicht so toll. Ich bekam Herzklopfen und mir wurde heiß, ich bemerkte, dass meine Knie zitterten und mir ein kalter Schauer über den Rücken fuhr. Kein tolles Gefühl. Jetzt überlegte ich, ich hatte keine Tür gehört, oder keine zerbrechende Fensterscheibe, also konnte das kein Einbrecher sein. Nun wurde ich plötzlich.

Mutig und tapfer: Mut und Tapferkeit fühlen sich ganz cool an. Man ist innerlich stark und hat das Gefühl es zu schaffen. Natürlich muss man überlegen, wo und wann Mut und Tapferkeit gut sind. Hier konnte ich es versuchen und traute mich in die Küche. Da saß unsere Katze am Boden und miaute ganz laut. Sie hatte sich beim herabgefallenen Milchglas an der Pfote verletzt und ich fühlte

Mitleid: Kennt ihr das? Da tut einem der andere leid und man würde am liebsten helfen und alles tun, damit es dem anderen schnell bessergeht. Schnell holte ich einen Verband aus dem Bad, säuberte die Wunde mit Desinfektionsmittel und verband die verletzte Stelle. Gott sei Dank war es nicht so schlimm. Meine Katze schmiegte sich ganz nah an mich heran und nun spürte ich

Liebe: Liebe ist ein tolles und schönes Gefühl. Es wird einem ganz warm ums Herz und man möchte den anderen ganz gerne fest in den Arm nehmen und drücken. Das ist echt schön.

Gefühle sind also wofür da?

Richtig: Zum einen warnen sie euch vor vorschnellen Handlungen, also immer vorher denken und dann erst handeln und außerdem können sie euch echt viel zeigen. Sie lassen euch in andere hineinversetzen und so fühlen, wie sich der andere soeben fühlt. Das ist ziemlich gut, wenn man das beherrscht, das hilft dann auch für eigene Überlegungen.

Also. Schaut was ihr fühlt, prüft das und reagiert danach. Gefühle können euch in vielen Situationen helfen.

Impi übergibt dann an ein Kind, welches in ihrem/seinem Namen die zu Impis Geschichte passenden Fragen stellt und somit die Moderation übernimmt. Der Ablauf bleibt bei allen Foren gleich. Es wird zunächst die erste Frage vorgelesen.

Gruppenfragen zum Thema

- Wie fühlst du dich bei deinem Geburtstag mit der Familie?
- Wie hättest du dich noch fühlen können? Welche Gefühle sind also so ähnlich wie dieses?
- Wie fühlst du dich bei Streit?
- Wie könntest du dich noch fühlen? Welche Gefühle sind so ähnlich wie dieses?
- Worauf kannst du bis zum nächsten Mal genauer schauen?
- Was kannst du prüfen?

Übe das in der nächsten Woche und schreibe die Situationen auf, in denen du deine Gefühle erkannt hast.

- **Der erste Auftrag**

Dazu werden am Boden Karten ausgelegt, welche unterschiedliche Gefühle zeigen. Diese sollen benannt werden. Nachdem die Kinder die verschiedenen Gefühle richtig benennen können, dürfen sie nacheinander eines dieser pantomimisch vorzeigen. Das Kind, welches das Gefühl richtig erkannt hat, darf ein neues zeigen oder an eine Person weitergeben, welche noch kein Gefühl gezeigt hat. Reihum wird bei jedem Gefühl nachgefragt, ob dieses schon einmal gefühlt wurde und in welchem Zusammenhang.

- **Der zweite Auftrag**

Da der Bereich der Gefühle einen großen Teil der Stunde einnehmen wird, kann am Ende ein Spiel der Wahl der Trainerin/des Trainers gespielt werden (Im Anhang befinden sich mögliche Spielideen).

- **Impi vergibt ein Puzzle-Teil an die Gruppe**

Bevor Impi ein Puzzle- Teil vergeben kann, überlegt die Gruppe gemeinsam, was in dieser Stunde besonders positiv gelaufen ist und jedes Kind erhält den zwölften Puzzleteil.

Jetzt verrechnet die Trainerin/der Trainer die Pluspunkte und gezeigten Hinweiskarten für jedes Kind, welche in die Liste der Trainerin/des Trainers eingetragen worden sind.

Impi bittet jedes Kind den Stundeninhalt, anhand der Gruppenfrage aus dem Wochenauftrag, in verschiedenen Bereichen auszuprobieren und gemachte Beobachtungen dazu zu sammeln. Die Fragestellung bezieht sich dabei auf die Gruppenstunde und gibt jedem Kind die Gelegenheit, sich in der nächsten Stunde gezielt einzubringen. Der Auftrag ist den Eltern bekannt und die Kinder sollen diesen gemeinsam mit den Eltern, aber auch im Feld Schule erarbeiten.

Wochenauftrag 3: „MIT MEINEN GEFÜHLEN UMGEHEN KÖNNEN"
TAG – ZEIT – ORT – SITUATION – MEINE GEDANKEN DABEI? – WIE HAST DU DICH GEFÜHLT? – POSITIV – NEGATIV

Nach der „Das nehme ich mit, das lasse ich da"- Runde, nimmt die Stunde mit der Verabschiedung ein Ende.

7.3 Festigungsstunde 3

- **Die Überleitung zum Start in die Stunde**

Zunächst wird eine gezielte Überleitung von der letzten in die neue Stunde hergestellt. Dabei werden die Kinder einzeln und direkt befragt, was, im Bezug auf die Inhalte des Programmes, sich in der letzten Woche ereignet hat. Überleitungen können jedes einzelne Kind und gemachte Beobachtungen in den Vordergrund stellen, die anderen Kinder müssen stattdessen abwarten. Dabei ist es wichtig, dem Kind, welches an der Reihe ist, einen dafür gleichbleibenden Zeitumfang (Sanduhr) einzuräumen. Das Ziel dabei ist, Erfahrungen zu machen, dass auch Inhalte anderer Kinder für die eigene Persönlichkeit relevant sein können. Diese Übung ist wichtig und muss von Beginn an geübt werden.

Was konntest du in der letzten Woche beobachten?

Wochenauftrag 3: „MIT MEINEN GEFÜHLEN UMGEHEN KÖNNEN“ TAG – ZEIT – ORT – SITUATION – MEINE GEDANKEN DABEI? – WIE HAST DU DICH GEFÜHLT? – POSITIV – NEGATIV (Sanduhr bei jedem Kind)

Nun werden wieder Teams gebildet. In einem Team befinden sich 2–3 Mitspieler, welche für die Dauer einer Einheit ein Team bleiben.

Das Besprechungsforum

Nun folgt das dritte Besprechungsforum. Die Kinder sollen geschult werden, überlegt und bedacht an Aufgaben heranzugehen. Die Kinder arbeiten als gesamte Gruppe.

Die Hinweiskarten liegen in der Mitte am Boden. Sollte eine Grundregel nicht gelingen, darf ein Kind einem anderen Kind eine passende Karte zeigen

Die Trainerin/der Trainer leitet das dritte Forum an und liest die dritte Impi – Geschichte vor: „Mit den Gefühlen anderer umgehen können“.

Mit den Gefühlen anderer umgehen können

Um miteinander gut zusammenleben zu können, ist es hilfreich zu merken, wie es einem selbst, aber auch wie es anderen geht, damit man besser reagieren kann.

Ihr wisst sicher, wie jemand dreinschaut, wenn er traurig, ängstlich, müde, nervös, verliebt, böse, enttäuscht,... ist. Zeigt mir das mal. Nach und nach darf jeder seinem Nachbarn ein Gefühl ins Ohr sagen und dieser macht es vor. Die anderen erraten es. Wenn es stimmt, ist diese Person dran.

Okay, das klappt ja ganz gut/müsst ihr noch ein wenig üben.

So, wenn man weiß, wie es dem anderen geht, dann ist es doch ganz leicht, anderen zu helfen und sie zu unterstützen. Was einem das bringt? Wenn jemand traurig ist, bringt euch das was? Eigentlich nichts, aber wenn ihr demjenigen helft, erlebt ihr etwas ganz Entscheidendes. Ihr fühlt Dankbarkeit, wenn ihr jemandem zuhört oder jemandem helft, der traurig ist oder andere Gefühle zeigt, in welcher jemand zeigt dass er Hilfe braucht. Welche Gefühle kann jemand zeigen, die euch zeigen, dass jemand euch braucht? Trauer, Nervosität, Angst, Einsamkeit, Hilflosigkeit, Übelkeit,...

So, wie sieht es jetzt aus, wenn jemand wütend oder grantig ist? Dann sieht man, dass man jemanden gerade besser nicht reizt oder anspricht, sonst explodiert die Person. Fühlt einmal rein, wenn du grantig bist, dann willst du deine Ruhe, bis du abgekühlt bist. Danach kann man wieder reden. Welche Gefühle zeigen euch noch, jetzt besser nicht? Ärger, Wut, Trotz,...

Hier setzt die Goldene Regel wieder ein. Wenn ihr eure Ruhe wollt, wenn ihr gerade Ärger habt oder wütend seid, dann lasst auch andere in diesem Moment in Ruhe. Erst wenn sich das gelegt hat, könnt ihr versuchen, den Grund des Ärgers zu besprechen.

Probiert mal bis zur nächsten Stunde, wer welche Gefühle zeigt. Überlegt, wie ihr dieser Person helfen könnt.

Impi übergibt dann an ein Kind, welches in ihrem/seinem Namen die zu Impis Geschichte passenden Fragen stellt und somit die Moderation übernimmt. Der Ablauf bleibt bei allen Foren gleich. Es wird zunächst die erste Frage vorgelesen.

Gruppenfragen zum Thema

- Was kannst du daraus lernen?
- Warst du schon einmal traurig?

- Hast du Hilfe bekommen?
- Wie hast du dich dabei gefühlt?
- Wie hast du reagiert?
- Wie hättest du noch reagieren können?
- Wo kannst du die goldene Regel einsetzen?
- Warst du schon einmal grantig?
- Wolltest du da Hilfe?
- Wie hast du dich dabei gefühlt?
- Wie hast du reagiert?
- Wie hättest du noch reagieren können?
- Was kannst du bis zum nächsten Mal ausprobieren?

Übe das in der nächsten Woche und schreibe die Situationen auf, in denen du die Gefühle anderer genau sehen konntest/prüfe sie.

Der erste Auftrag (Material siehe Anhang)

Auf dem Tisch liegen (rund 20 verschiedene) Situationskarten, welche in Kombination mit Gefühlen gezeigt werden.

Die Trainerin/der Trainer gibt zum Beispiel vor: Ich sehe hier ein Kind, das von einem anderen getröstet wird. Es könnte die Situation gewesen sein, dass das eine Kind gestolpert ist und sich verletzt hat. Dann ist das andere Kind zu ihm gekommen, da dieses den Sturz gesehen hat und tröstet das Kind.

Nun darf ein anderes der Kinder eine Karte beschreiben. Reihum geht es weiter.

Der zweite Auftrag – Achtsamkeitsübung

Ich erkläre euch jetzt den zweiten Auftrag. Das ist eine kurze Fantasiereise. Fantasiereisen dienen in erster Linie der Entspannung. Das heißt, dass, wenn ihr euch auf diese Reise einlassen könnt, ihr euch angenehm und entspannt fühlen könnt, so als hättet ihr eine angenehme Massage von Mama oder Papa hinter euch oder einfach nur eine tolle Geschichte gehört, die euch zur Ruhe kommen lässt. Es wäre wichtig, dass ihr versucht, einfach alles so geschehen zu lassen, wie ihr es hört. Außerdem achtet jeder auf sich selbst und versucht bei sich zu bleiben, denn auch die anderen Kinder möchten sich entspannen und wohlfühlen. Es wäre fein, wenn ihr alle so lieb wärt und euch ruhig verhält, damit jeder für sich etwas aus dieser Übung mitnehmen könnte. Wenn ihr so etwas auch gerne zu Hause ausprobieren möchtet, gemeinsam mit euren Eltern, dann kann ich euch im Anschluss gerne ein Blatt mitgeben, wo ihr solche Reisen probieren könnt. Wir werden diese Art von Reisen jetzt öfters machen und ich möchte euch heute gerne an euren Lieblingsort führen. Gerne können wir uns nach der Übung kurz darüber austauschen. Wer möchte, behält seine Gedanken und seine Erlebnisse dieser Reisen aber auch ganz für sich. Schön wäre es, wenn es jedem gelänge, mitzumachen und sich zu entspannen.

Schließe bitte einmal deine Augen und achte auf deinen Atem. Du atmest ein und atmest wieder tief aus. Jetzt stelle dir vor, dass du auf deinem Lieblingsplatz bist. Das kann bei dir zu Hause ein Platz sein, das kann ein Platz im Garten oder anderswo sein. Deinen Platz kann es auch nur in deiner Fantasie geben. Lasse die Gedanken darüber einfach kommen und erzwinge deinen Lieblingsplatz nicht. Er kann auch nur als guter Gedanke erscheinen. Vielleicht bekommst du ein Bild, vielleicht nur einen guten Gedanken über deinen Platz. Lasse dir Zeit, vielleicht braucht es noch etwas. Denke jetzt ganz genau an deinen eigenen Platz, du fühlst dich dort wohl und gut aufgehoben, beschützt und zufrieden. Lasse zurück, was dich heute oder in den letzten Tagen verletzt hat und fühle dich einfach nur wohl. Vielleicht kannst du mit der Hilfe deiner Gedanken deinen Platz noch schöner und spannender machen. Vielleicht hörst du wo eine Wasserquelle, oder ein kleines Bächlein plätschert an dir vorbei. In deiner Fantasie kann dies an jedem Ort geschehen, sogar in deinem Zimmer kann in deiner Fantasie ein Bächlein fließen. Jetzt siehst du ein Blättchen im Bach, das so ganz langsam an dir vorbeizieht. Fühle dich einfach ruhig und entspannt an deinem Lieblingsplatz. Es geht dir gut, du bist ausgeruht und fühlst dich einfach nur glücklich. Langsam wird es Zeit von deinem Lieblingsplatz zurückzukommen. Du kommst mit den Gedanken zurück in die Gruppe, dehnst dich vielleicht ein bisschen oder streckst deine Arme einfach einmal in die Luft. Du atmest tief ein und wieder aus und öffnest dann deine Augen, wenn es für dich passt. Bald sind wir alle wieder zusammen in der Gruppe.

- **Jetzt werden zur Reflexion folgende Fragen gestellt:**
- Wie geht es dir?
- Was konntest du feststellen?
- Worauf konntest du dich einlassen?
- Wie hat dein Liebelingsplatz ausgesehen?

Hier können keine Pluspunkte vergeben werden.

- **Impi vergibt ein Puzzle-Teil an die Gruppe**

Bevor Impi ein Puzzle- Teil vergeben kann, überlegt die Gruppe gemeinsam, was in dieser Stunde besonders positiv gelaufen ist und jedes Kind erhält den dreizehnten Puzzleteil.

Jetzt verrechnet die Trainerin/der Trainer die Pluspunkte und gezeigten Hinweiskarten für jedes Kind, welche in die Liste der Trainerin/des Trainers eingetragen worden sind.

Impi bittet jedes Kind den Stundeninhalt, anhand einer Gruppenfrage in verschiedenen Bereichen, auszuprobieren und gemachte Beobachtungen dazu zu sammeln. Die Fragestellung bezieht sich dabei auf die Gruppenstunde und gibt jedem Kind die Gelegenheit, sich in der nächsten Stunde gezielt einzubringen. Der Auftrag ist den Eltern bekannt und die Kinder sollen diesen gemeinsam mit den Eltern erarbeiten.

Wochenauftrag 3: „MIT DEN GEFÜHLEN ANDERER UMGEHEN KÖNNEN" TAG – ZEIT – ORT – SITUATION – MEINE GEDANEKN DABEI – WIE HAST DU DICH GEFÜHLT? – POSITIV – NEGATIV

Nach der „Das nehme ich mit, das lasse ich da"- Runde, nimmt die Stunde mit der Verabschiedung ein Ende.

7.4 Festigungsstunde 4

- **Die Überleitung zum Start in die Stunde**

Zunächst wird eine gezielte Überleitung von der letzten in die neue Stunde hergestellt. Dabei werden die Kinder einzeln und direkt befragt, was, im Bezug auf die Inhalte des Programmes, sich in der letzten Woche ereignet hat. Überleitungen können jedes einzelne Kind und gemachte Beobachtungen in den Vordergrund stellen, die anderen Kinder müssen stattdessen abwarten.

Wochenauftrag 3: „MIT DEN GEFÜHLEN ANDERER UMGEHEN KÖNNEN"
TAG – ZEIT – ORT – SITUATION – MEINE GEDANEKN DABEI – WIE HAST DU DICH GEFÜHLT? – POSITIV – NEGATIV (Sanduhr bei jedem Kind)
Nun werden die Kinder wieder in Teams mit 2/3 Mitspielern aufgeteilt.

Das Besprechungsforum

Nun folgt das vierte Besprechungsforum. Die Kinder sollen geschult werden, überlegt und bedacht an Aufgaben heranzugehen. Die Kinder arbeiten als gesamte Gruppe.

Die Hinweiskarten liegen in der Mitte am Boden. Sollte eine Grundregel nicht gelingen, darf ein Kind einem anderen Kind eine passende Karte zeigen.

Die Trainerin/der Trainer leitet das vierte Forum an und liest Impis vierte Geschichte vor: „KRITIK – WAS SAGT MIR DAS?".

Kritik – Was sagt mir das?

Kritik, das ist doch doof, denkt ihr jetzt. Na, das mag ich, wenn man mir sagt, wie es geht, obwohl ich es selbst könnte.
Ich habe in der 4. Klasse gerne technisches Zeugs gebaut. Immer wieder bin ich in dieselbe Situation geraten. Ihr könnt euch sicher noch an mein Baumhaus erinnern, dass ich so toll überlegt habe und das noch viel besser geworden ist, als meine Freunde es nach ihren Ideen verbesserten. Ja, daraus habe ich ganz viel gelernt.
Auch mein Opa hat mir viel beigebracht. Er hat sich Mühe gegeben und viel Geduld aufgebracht. Er ließ mich zwar auf viele Sachen selbst draufkommen, weil ich mit Kritik gar nicht so recht konnte, aber wenn ich so zurückdenke, waren die Vorschläge anderer oft ganz brauchbar. Kritik ist nicht immer schlecht, oft hilft sie einem auch. Nach und nach habe ich gelernt, die Ideen anderer anzuhören. Ich bedankte mich und überlegte schließlich selbst weiter, ob und was ich mit der Kritik anfangen wollte. Bei meinem Opa habe ich schnell gelernt, dass er sehr erfahren ist. Wenn ich etwas nicht wusste, sagte er stets, was hast du selbst schon probiert? Was denkst du, warum es nicht geklappt hat? Ich kann mir vorstellen, dass es vielleicht so klappen könnte. Und siehe da, es hat dann tatsächlich funktioniert. Es war Opa immer wichtig, dass ich es selbst einmal probiere.
Es gibt natürlich auch die andere Version, dass euch Menschen dauernd versuchen, ihre Lösungen aufs Auge zu drücken, das nervt, aber am besten könnt ihr es so tun, dass ihr euch bedankt und sagt: „Wenn ich nicht weiterweiß, kann ich es ja versuchen." Was wird dann passieren? Ihr seid höflich und die Person konnte es wenigstens probieren.
Geht also sorgsam mit gehörter Kritik um, ihr könnt in ihr auch Positives für euch rausholen! Ist doch cool, oder?

Impi übergibt dann an ein Kind, welches in ihrem/seinem Namen die zu Impis Geschichte passenden Fragen stellt und somit die Moderation übernimmt. Der Ablauf bleibt bei allen Foren gleich. Es wird zunächst die erste Frage vorgelesen.

Gruppenfragen zum Thema

- Was kannst du aus Impis heutiger Geschichte heraushören?
- Hast du noch ein anderes Beispiel für Kritik und wie du damit umgegangen bist?
- Wie hast du dich gefühlt?
- Wie hast du reagiert?
- Wie hättest du noch reagieren können?
- Was kannst du bis zum nächsten Mal ausprobieren?

Übe das in der nächsten Woche und schreibe die Situationen auf, in denen du es geschafft hast, dir die Kritik anderer anzuhören, dich bedankt hast und dann geprüft hast, was Sinn macht.

Der erste Auftrag – (Anhang – Aussagen/Antworten dazu)

Zwei Personen setzen sich in die Mitte und versuchen auf vorgegebene Aussagen schlagfertig zu antworten. Schlagfertigkeit heißt nicht beleidigend oder verletzend rückmelden, sondern sachlich klar und die Situation zum Abbruch bringend. Wir arbeiten heraus, was Sachlichkeit/was Emotionalität überhaupt heißt. Zunächst werden zwei Probebeispiele vorgegeben und diese genau besprochen. Danach werden von den Kindern 4 Aussagen mit passenden, stets sachlichen Antwort dazu vorgestellt. Zur Festigung sollen im Anschluss noch eigene sachliche Antworten, gefunden werden.

In der Vorübung wird einmal eine sachliche, einmal eine emotionale Antwort zur Erläuterung hergenommen und wie folgt bearbeitet. Die Trainerin/der Trainer macht dies gemeinsam mit einem Kind vor:

Kind liest vor: „Jetzt schaue dir diese Unordnung an, obwohl du gesagt hast, dass du aufgeräumt hast. Ich weiß, dass du das noch nicht kannst."

Antwort der Trainerin/des Trainers: „Ich bringe das sicher in Ordnung, aber wenn ich es nie probiere, dann kann ich es ja nicht können."

Welcher Teil war dabei sachlich, welcher emotional? Ja, diese Aussage war emotional, die Antwort war sachlich. Beim zweiten Probebeispiel werden sowohl die Aussage, als auch die Antwort sachlich sein. Jeder der Sätze wird auf Sachlichkeit und/ Emotionalität überprüft!

- Was löst was bei dir aus?

Der zweite Auftrag

Sollte hierfür nicht mehr genug Zeit sein, bitte ein kurzes Spiel als Ausklang (Anhang – Spielliste) einfügen und diesen Auftrag – Berufe raten – für die nächste Stunde aufheben.

Einem Kind wird ein Beruf ins Ohr geflüstert. Diesen soll es pantomimisch darstellen. Sobald dieser von einem anderen Kind richtig erraten wurde, darf dieses in die Mitte und erhält einen neuen Beruf ins Ohr geflüstert.

Impi vergibt ein Puzzle-Teil an die Gruppe

Bevor Impi ein Puzzle- Teil vergeben kann, überlegt die Gruppe gemeinsam, was in dieser Stunde besonders positiv gelaufen ist und jedes Kind erhält den vierzehnten Puzzleteil.

Jetzt verrechnet die Trainerin/der Trainer die Pluspunkte und gezeigten Hinweiskarten für jedes Kind, welche in die Liste der Trainerin/des Trainers eingetragen worden sind.

Impi bittet jedes Kind den Stundeninhalt, anhand einer Gruppenfrage in verschiedenen Bereichen, auszuprobieren und gemachte Beobachtungen dazu zu sammeln. Die Fragestellung bezieht sich dabei auf die Gruppenstunde und gibt jedem Kind die Gelegenheit, sich in der nächsten Stunde gezielt einzubringen. Der Auftrag ist den Eltern bekannt und die Kinder sollen diesen gemeinsam mit den Eltern erarbeiten.

Wochenauftrag 4: „KRITIK – WAS SAGT MIR DAS?"
TAG – ZEIT – ORT – SITUATION – WAS SAGT MIR DAS? – WIE HAST DU DICH GEFÜHLT? – POSITIV-NEGATIV

Nach der „Das nehme ich mit, das lasse ich da"- Runde, nimmt die Stunde mit der Verabschiedung ein Ende.

7.5 Festigungsstunde 5

▪ Die Überleitung zum Start in die Stunde

Zunächst wird eine gezielte Überleitung von der letzten in die neue Stunde hergestellt. Dabei werden die Kinder einzeln und direkt befragt, was, im Bezug auf die Inhalte des Programmes, sich in der letzten Woche ereignet hat. Überleitungen können jedes einzelne Kind und gemachte Beobachtungen in den Vordergrund stellen, die anderen Kinder müssen stattdessen abwarten.

Wochenauftrag 4: „KRITIK – WAS SAGT MIR DAS?"
TAG – ZEIT – ORT – SITUATION – WAS SAGT MIR DAS? – WIE HAST DU DICH GEFÜHLT? – POSITIV-NEGATIV (Sanduhr bei jedem Kind)

Nun werden die Kinder wieder in Teams mit 2/3 Mitspielern aufgeteilt.

▪ Das Besprechungsforum

Nun folgt das fünfte Besprechungsforum. Die Kinder sollen geschult werden, überlegt und bedacht an Aufgaben heranzugehen. Die Kinder arbeiten als gesamte Gruppe.

Die Hinweiskarten liegen in der Mitte am Boden. Sollte eine Grundregel nicht gelingen, darf ein Kind einem anderen Kind eine passende Karte zeigen.

Die Trainerin/der Trainer leitet das fünfte Forum an und liest Impis fünfte Geschichte vor: „Diskussion = Kampf".

Diskussion = Kampf (will ich den?)

Niemand mag Streit, warum passiert es dann immer wieder, dass man in Streit gerät?
Ich möchte nicht sagen, dass man sich immer alles gefallen lassen muss und es soll auch nicht so sein, dass man wegen jeder Kleinigkeit aus der Haut fahren muss.
Wichtig ist Folgendes zu überlegen: Zahlt es sich jetzt aus, wenn ich da lange herum diskutiere und mich dann ärgere oder habe ich mit der Zeit nicht doch besseres vor und habe lieber Spaß.
Jedes Ding kann von mehreren Seiten angesehen werden. Seht her: Was seht ihr? Als Beispiel kann ein Gesellschaftsspiel gezeigt werden, dessen Seiten von mehreren Blickwinkeln aus, jeweils anders betrachtet und beschrieben werden kann (beschreiben lassen) – Ja, richtig. Aber ich sehe (beschreiben). Wer hat nur recht? Seht ihr, niemand hat etwas Falsches gesagt, sondern jeder beschreibt nur das, was er persönlich sieht. Aus diesem Grund ist es wichtig, sich im Vorfeld alle Meinungen einmal anzuhören und zu prüfen, ob nicht vielleicht mehrere richtig scheinende Beschreibungen passen. Daraufhin kann man versuchen, sich zu einigen. Was bringt das?
Man erspart sich viel Zeit mit Ärger und Streit. Außerdem möchte jeder gehört werden und so ergibt ein Wort das andere und schon geht es wieder los. Also weg mit den Diskussionen und die goldene Regel einsetzen.
Die goldene Regel besagt: „Was du nicht willst, das man dir tut, das füge auch keinem anderen zu."
Aus diesem Grund wendet diese Regel bitte immer an, wenn ihr etwas sagt oder wenn ihr handelt. Überlegt im Vorfeld ob es euch damit gut gehen würde. Wenn ihr das draufhabt, werdet ihr merken, dass ihr viel weniger oft in Situation kommt, die euch verletzen, wo ihr glaubt unüberlegt handeln zu müssen.
Die goldene Regel kann euch immer und überall helfen.

Daran anschließend übergibt er an ein Kind, welches in ihrem/seinem Namen die zu Impis Geschichte passenden Fragen stellt und somit die Moderation übernimmt. Der Ablauf bleibt bei allen Foren gleich. Es wird zunächst der Auftrag vorgelesen.

Gruppenfragen zum Thema

- Wird in deiner Familie viel diskutiert?
- Magst du das?
- Wer hat am Ende recht und warum?
- Wie fühlst du dich nach einer Diskussion?
- Kannst du dir vorstellen, das diskutieren dann sein zu lassen, wenn es ohnehin nicht viel bringt?
- Überlegst du dir manchmal, wie du aus einer Diskussion wieder rauskommst?
- Was kannst du tun, um diese zu beenden?
- Kannst du die goldene Regel einsetzen?
- Was kannst du bis zum nächsten Mal ausprobieren?

Übe das in der nächsten Woche und schreibe die Situationen auf, in denen du es geschafft habt, nicht zu diskutieren, weil es ohnehin keinen Sinn gehabt hätte.

- **Der erste Auftrag (Anleitung siehe im Anhang)**

Ein Kind stellt mit der Trainerin/dem Trainer eine Diskussion zu einem Thema nach. Die Trainerin/der Trainer gibt folgenden Auftrag vor: „Achtet ganz genau auf die Wortwahl!"

Bei der ersten Diskussion versucht die Trainerin/der Trainer bewusst auf der sachlichen Ebene zu bleiben.

- Was lief an dieser Diskussion gut?
- Was hätte man beachten oder besser anders machen können?
- War sie sachlich? An welcher Stelle? Wie hast du dich dabei gefühlt?
- War sie verletzend? An welcher Stelle? Wie hast du dich dabei gefühlt?

Nun folgt ein Wechsel. Ein anderes Kind stellt eine andere Situation mit der Trainerin/dem Trainer nach. Die Trainerin/der Trainer beeinflusst die Diskussion nun in eine andere Richtung – Emotionalität. Dafür braucht auch die Trainerin/der Trainer möglicherweise etwas Übung, sodass eine gute Vorbereitung hier wichtig ist. Danach werden dieselben Fragen gestellt und verglichen.

7

- Was lief an dieser Diskussion gut?
- Was hätte man beachten besser anders machen können?
- War sie sachlich? An welcher Stelle? Wie hast du dich dabei gefühlt?
- War sie verletzend? An welcher Stelle? Wie hast du dich dabei gefühlt?
- Wie kannst du jetzt Diskussionen beeinflussen?

Diese Frage wird genau bearbeitet. Sobald eine Diskussion in die Emotionalität abgleitet, sollte versucht werden, diese zu stoppen, denn das bringt Frust/Streit/Ärger/Wut auf beiden Seiten.

Was kannst du sagen? „Ich glaube, es ist besser, wenn wir hier abstoppen, das führt zu nichts, außer zu Streit. Vielleicht probieren wir es später nochmals?"

Probiert das aus!

- **Der zweite Auftrag**

An dieser Stelle wird nicht mehr genügend Zeit sein, somit darf ein Spiel (Siehe Anhang – Spielliste) zum Einsatz kommen. Eventuell den zweiten Auftrag der letzten Stunde – Berufe raten – an dieser Stelle einfügen.

- **Impi vergibt ein Puzzle-Teil an die Gruppe**

Bevor Impi ein Puzzle- Teil vergeben kann, überlegt die Gruppe gemeinsam, was in dieser Stunde besonders positiv gelaufen ist und jedes Kind erhält den fünfzehnten Puzzleteil.

Jetzt verrechnet die Trainerin/der Trainer die Pluspunkte und gezeigten Hinweiskarten für jedes Kind, welche in die Liste der Trainerin/des Trainers eingetragen worden sind.

Impi bittet jedes Kind den Stundeninhalt, anhand einer Gruppenfrage in verschiedenen Bereichen, auszuprobieren und gemachte Beobachtungen dazu zu sammeln. Die Fragestellung bezieht sich dabei auf die Gruppenstunde und gibt jedem Kind die Gelegenheit, sich in der nächsten Stunde gezielt einzubringen. Der Auftrag ist den Eltern bekannt und die Kinder sollen diesen gemeinsam mit den Eltern erarbeiten.

Wochenauftrag 5: „DISKUSSION = KAMPF“
TAG – ZEIT – ORT – SITUATION – ICH WILL NICHT KÄMPFEN – WIE HAST DU DICH GEFÜHLT? – POSITIV – NEGATIV

Nach der „Das nehme ich mit, das lasse ich da“- Runde, nimmt die Stunde mit der Verabschiedung ein Ende.

7.6 Festigungsstunde 6

▪ Die Überleitung zum Start in die Stunde

Zunächst wird eine gezielte Überleitung von der letzten in die neue Stunde hergestellt. Dabei werden die Kinder einzeln und direkt befragt, was, im Bezug auf die Inhalte des Programmes, sich in der letzten Woche ereignet hat. Überleitungen können jedes einzelne Kind und gemachte Beobachtungen in den Vordergrund stellen, die anderen Kinder müssen stattdessen abwarten.

Wochenauftrag 5: „DISKUSSION = KAMPF“
TAG – ZEIT – ORT – SITUATION – ICH WILL NICHT KÄMPFEN – WIE HAST DU DICH GEFÜHLT? – POSITIV – NEGATIV (Sanduhr bei jedem Kind)

▪ Das Besprechungsforum

Nun folgt das sechste Besprechungsforum. Die Kinder sollen geschult werden, überlegt und bedacht an Aufgaben heranzugehen. Die Kinder arbeiten als gesamte Gruppe.

Die Hinweiskarten liegen in der Mitte am Boden. Sollte eine Grundregel nicht gelingen, darf ein Kind einem anderen Kind eine passende Karte zeigen.

Die Trainerin/der Trainer leitet das sechste Forum an und liest Impis sechste Geschichte vor: „Rückmeldungen sind wertvoll“.

Rückmeldungen sind wertvoll

Was sind Rückmeldungen?
Ich weiß noch, wie ich einmal ein fettes Lob eingeheimst habe, das hat mich echt gefreut. Und zwar habe ich mit meinen Freunden zusammen den Hof der Nachbarin gekehrt. Nein, die hat uns nicht gebeten oder so, wir haben gehört, dass sie erkrankt ist und damals hat der Sturm echt viel Laub von den Bäumen gerissen. Das lag dann alles so herum. Nach der Schule sind meine Kumpels und ich zu Frau Miene gegangen, mit Besen bewaffnet und haben saubergemacht. Wisst ihr, wie sich die gefreut hat, fast geheult hat sie.
Ein anderes Mal habe ich versucht den Mixer von Mama zu reparieren, da ich gerne ihren leckeren Kuchen habe. Ich habe nicht gemerkt, dass sie sich bereits einen neuen gekauft hat und habe an dem neuen herum gewerkelt, bis eine Ecke abgekratzt und eine andere ein kleines Loch hatte, weil ich das Ding nicht aufbekam. Jetzt weiß ich aber, dass ich vorher einen Erwachsenen fragen muss. Ich habe eine konstruktive Rückmeldung bekommen. Mama hat gesagt: „Ich finde es echt lieb, dass du mir helfen wolltest“, als ich ihr gestanden habe, dass ich es nicht geschafft habe, den kaputten Mixer zu knacken, „aber frage mich vorher, bevor du mit Werkzeug an elektrischen Dingen hantierst. Da hätte auch ganz schön was schiefgehen können“. Im Nachhinein war mit klar, dass ich da ziemlich Glück gehabt habe und habe Mamas Rückmeldung verstanden. Daraus lernte ich doch einiges.

Ich finde grundsätzlich Rückmeldungen super, weil da kann ich genau sehen, wo ich stehe, wie mich jemand sieht und ziehe dann meine Schlüsse für ähnliche Situationen. Das hat mich bisher ziemlich weit gebracht, das musste ich echt lernen. Von heute auf morgen geht das nicht, aber es lohnt sich sicher. Probiert es aus?

Daran anschließend übergibt die Trainerin/der Trainer an ein Kind, welches in ihrem/seinem Namen die zu Impis Geschichte passenden Fragen stellt und somit die Moderation übernimmt. Der Ablauf bleibt bei allen Foren gleich. Es wird zunächst der Auftrag vorgelesen.

7

Gruppenfragen zum Thema
- Was war bisher deine netteste Rückmeldung?
- Wie hast du dich gefühlt?
- Welche Rückmeldung hat dich verletzt?
- Wie hast du dich gefühlt?
- Aus welcher Rückmeldung hast du bisher am meisten lernen können?
- Wie hast du dich gefühlt?
- Von wem kannst du die Rückmeldungen am besten nehmen? Warum?
- Wie reagierst du darauf?
- Wie hättest du noch reagieren können?
- Was kannst du bis zum nächsten Mal ausprobieren?

Übe das in der nächsten Woche und schreibe die Situationen auf, in denen du geschafft hast, Rückmeldungen gut anzunehmen und nicht als böse aufzufassen.

Der erste Auftrag – Achtsamkeitsübung

In diesem Auftrag werden die Kinder in ihrer Achtsamkeit und in ihren Sinnen geschult. Wir machen wieder eine Fantasiereise. Die Kinder drehen sich auf ihrem Polster um, damit sie nach außen sehen.

Achtsamkeitsübung

Damit wir uns richtig gut entspannen können. Setzen wir uns einmal ganz gemütlich hin und schließen die Augen. Jetzt atmen wir tief ein und spüren, wie unser Atem über unsere Luftröhre in unsere Lunge strömt. Dann atmen wir wieder aus und spüren die verbrauchte Atemluft, wie sie unseren Körper verlässt. Wir achten ganz genau auf unsere Atmung, atmen bewusst ein und aus. Jetzt können wir wieder unseren Lieblingsplatz aufsuchen. Es ist dies jener Platz, an dem du dich besonders wohl und geborgen fühlst. Dort, wo du dich richtig gut entspannen und alles um dich herum vergessen kannst. Fühle dich jetzt an deinem Lieblingsplatz so richtig wohl und spüre einmal genau deine linke Hand. Konzentriere dich ganz genau auf deine linke Hand und fühle, wie sie plötzlich schwerer wir. Sie wird richtig schwer, so als wäre sie aus Blei gegossen. Sie fühlt sich richtig schwer an. Lasse dir kurz Zeit und fühle nochmals ganz genau die schwere, linke Hand. Bald ist sie wieder ganz normal, so wie immer. Hebe sie und probiere aus und du siehst, dass sie gar nicht mehr schwer ist. Jetzt konzentriere dich auf deine rechte Hand und spüre einmal ganz genau deine rechte Hand, sie wird plötzlich warm. Sie wird richtig angenehm warm, so als würdest du sie gerade in ein angenehm warmes Wasser tauchen, so angenehm warm fühlt sich die Hand gerade an. Spüre deine rechte Hand nochmals ganz genau, wie angenehm warm sie ist. Lasse dir kurz Zeit und spüre nochmals deine warme rechte Hand. Bald ist sie wieder ganz normal, so wie immer. Hebe sie kurz hoch und du merkst, dass sie so ist, wie immer. Konzentriere dich nun wieder auf deine Atmung und spüre, wie sich dein Brustkorb beim Einatmen hebt und beim Ausatmen senkt. Ganz angenehm hebt und senkt sich dein Brustkorb beim Ein- und Ausatmen. Konzentriere dich ganz genau auf deinen Atem und wenn du in der nächsten Zeit mit einer Situation nicht so gut zurechtkommst, dann atme tief ein und wieder aus. Versuche dabei dich auf dich zu konzentrieren und bleibe ruhig. So kannst du viel besser nachdenken und unangenehme Dinge lösen. Atme nochmals tief ein und aus und spüre, wie dein Atem dich beruhigt und wie entspannt du nun bist. Du bist immer noch an deinem Lieblingsplatz und fühlst dich rundum gut und entspannt, du nimmst das kleine Bächlein wahr und siehst wieder ein Blatt vorbei schwimmen. Lasse es einfach ziehen und fühle dich richtig wohl und entspannt. Langsam kommen wir wieder in unsere Gruppe zurück, strecken uns, atmen ein und aus und öffnen schließlich die Augen.

- Wie geht es dir?
- Was konntest du feststellen?
- Worauf konntest du dich einlassen?
- Ist dir das mit dem Schwer- und Warmwerden gelungen?

Hier können keine Pluspunkte vergeben werden.

▪ Der zweite Auftrag

Es steht um einen Stuhl weniger in der Mitte, als es Teilnehmer sind. Diese werden mit der Sitzfläche nach außen gedreht. Bis auf ein Kind nehmen alle Platz. Die Trainerin/der Trainer macht nun folgende Übung vor. Sie/Er geht reihum zu jedem Kind und gibt diesen jeweils eine sachliche, klar Rückmeldung zur vorher gemachten Achtsamkeitsübung.

Zum Beispiel:

- Das ist dir gut gelungen
- Du kannst versuchen, dich noch mehr einlassen zu können
- Das wird schön
- Ein wenig Übung noch und du bist auch ein Meister

Nun darf das noch stehende Kind wohlwollende und positiv geprägte sachliche Rückmeldungen geben. Danach folgt ein Wechsel, damit jedes Kind einmal Rückmeldungen geben kann. An dieser Stelle wird nochmals auf Emotionalität und Sachlichkeit hingewiesen und auf die Unterschiede eingegangen.

▪ Impi vergibt ein Puzzle-Teil an die Gruppe

Bevor Impi ein Puzzle- Teil vergeben kann, überlegt die Gruppe gemeinsam, was in dieser Stunde besonders positiv gelaufen ist und jedes Kind erhält den sechzehnten Puzzleteil.

Jetzt verrechnet die Trainerin/der Trainer die Pluspunkte und gezeigten Hinweiskarten für jedes Kind, welche in die Liste der Trainerin/des Trainers eingetragen worden sind.

Impi bittet jedes Kind den Stundeninhalt, anhand einer Gruppenfrage in verschiedenen Bereichen, auszuprobieren und gemachte Beobachtungen dazu zu sammeln. Die Fragestellung bezieht sich dabei auf die Gruppenstunde und gibt jedem Kind die Gelegenheit, sich in der nächsten Stunde gezielt einzubringen. Der Auftrag ist den Eltern bekannt und die Kinder sollen diesen gemeinsam mit den Eltern erarbeiten.

Wochenauftrag 6: „RÜCKMELDUNGEN SIND WERTVOLL"
TAG – ZEIT – ORT – SITUATION – WERTVOLLE RÜCKMELDUNG – WIE HAST DU DICH GEFÜHLT? – POSITIV – NEGATIV

Nach der „Das nehme ich mit, das lasse ich da"- Runde, nimmt die Stunde mit der Verabschiedung ein Ende.

7

7.7 Festigungsstunde 7

- **Die Überleitung zum Start in die Stunde**

Zunächst wird eine gezielte Überleitung von der letzten in die neue Stunde hergestellt. Dabei werden die Kinder einzeln und direkt befragt, was, im Bezug auf die Inhalte des Programmes, sich in der letzten Woche ereignet hat. Überleitungen können jedes einzelne Kind und gemachte Beobachtungen in den Vordergrund stellen, die anderen Kinder müssen stattdessen abwarten.

Wochenauftrag 6: „RÜCKMELDUNGEN SIND WERTVOLL"
TAG – ZEIT – ORT – SITUATION – WERTVOLLE RÜCKMELDUNG – WIE HAST DU DICH GEFÜHLT? – POSITIV – NEGATIV (Sanduhr bei jedem Kind)

- **Das Besprechungsforum**

Nun folgt das siebente Besprechungsforum. Die Kinder sollen geschult werden, überlegt und bedacht an Aufgaben heranzugehen. Die Kinder arbeiten als gesamte Gruppe.

Die Hinweiskarten liegen in der Mitte am Boden. Sollte eine Grundregel nicht gelingen, darf ein Kind einem anderen Kind eine passende Karte zeigen.

Die Trainerin/der Trainer leitet das siebente Forum an und liest Impis siebente Geschichte vor: „Ich denke vorher nach".

Ich denke vorher nach

Vorher nachzudenken, kann nie schaden. Das bedeutet sicher nicht, dass man jetzt immer durch die Gegend geht und wenn man etwas gefragt wird, antwortet man: „Ich muss nachdenken", oder so, nö. Ich stelle mir dann immer Opa vor, diesen großen, starken und schlauen Mann. Der sagt nicht, dass er nachdenkt, aber er tut es. Nachdem man ihm eine Frage stellt, kannst du es förmlich in seinem Gehirn arbeiten sehen und kurz darauf kommt eine sehr weise, wohl überlegte Antwort. Könnt ihr euch jetzt auch so eine Person vorstellen? Wer könnte das für euch sein? Ihr dürft euch gerne meinen Opa vorstellen.
Also, wie geht das mit dem Nachdenken? Ich habe gelernt, dass es immer besser ist, eine Denkpause einzulegen, als schnell etwas herauszuplatzen, womit man dann entweder falsch liegt, oder was einem im Nachhinein leidtut, man aber dann nicht mehr rückgängig machen kann.

Eigentlich schäme ich mich dafür, aber ich war in meiner Schulzeit nicht immer ganz lieb. Da haben wir zum Beispiel eine Mitschülerin gehabt, die hat immer ältere Kleidung getragen und die hat auch keiner wollen. Die waren fünf Kinder daheim und sie hat auch die alte Schultasche ihrer Schwester gehabt. Einmal und es tut mir heute echt noch richtig leid, habe ich geglaubt, dass ich super cool bin und bin zu ihr hin und habe in der Pause laut gesagt. „Gell, den Pulli haben schon deine Schwestern angehabt, als sie vor Jahren in die 4. Klasse gegangen sind. Das ist wohl euer 4. Klasse Pullover?" Plötzlich war es ganz still. Nur die, die nie überlegen, haben gelacht, alle anderen waren erstarrt. Wie konnte ich so etwas nur sagen. Jetzt weiß ich, wie fies das damals war. Soll ich euch was sagen? Das Mädchen sehe ich heute immer bei unseren Klassentreffen und ich habe mich mit ihr versöhnt. Sie hat ihr Glück gemacht und ich vergönne es ihr von ganzem Herzen. Viel musste sie damals einstecken, aber als Mensch ist sie ziemlich in Ordnung. Sie hat mich die Kränkung von damals nie spüren lassen, obwohl ich sicher bin, dass sie sehr gekränkt war. Ja, Timna hat es gepackt und ich geniere mich heute noch für diese dumme, unüberlegte Aussage.
Also, was ich euch sagen will, denkt vorher nach und wenn es eine kurze Zeit dauert, egal was es ist. Wenn ihr das übt, gelingt es euch bald schon ziemlich schnell und niemand merkt, wie ihr nachdenkt. Nehmt meinen Opa als besten Zuhörer der Welt als Vorbild. Ich borge ihn euch.

Daran anschließend übergibt die Trainerin/der Trainer an ein Kind, welches in ihrem/seinem Namen die zu Impis Geschichte passenden Fragen stellt und somit die Moderation übernimmt. Der Ablauf bleibt bei allen Foren gleich. Es wird zunächst der Auftrag vorgelesen.

Gruppenfragen zum Thema
- Kennst du so eine Situation?
- Wie hast du dich gefühlt?
- Wie konntest du die Situation retten?
- Ist dir klar, warum das Nachdenken vor dem Reden so wichtig ist?
- Hast du es schon einmal oder öfter geschafft? Vielleicht machst du es schon immer?
- Woran würdest du es erkennen?
- Wie würden die anderen reagieren?
- Was kannst du bis zum nächsten Mal ausprobieren?

Übe das in der nächsten Woche und schreibe die Situationen auf, in denen du es geschafft hast, vorher zu überlegen und dann zu reden oder zu handeln.

Der erste Auftrag – Heiße Stühle

Dafür werden um einen weniger Stühle als es Gruppenteilnehmer sind in die Mitte des Raumes gestellt. Jetzt führen wir zum ersten Mal, die Übung „Heiße Stühle" ein. Wer sich traut, darf sich auf einen der Stühle in der Mitte des Raumes setzen. Diese Übung dient dazu, sich bewusst Grobheiten und Gemeinheiten anderer Menschen über sich ergehen zu lassen und nicht zu reagieren. Dies ist wichtig, damit ihr gelassen und ruhig bleibt ohne selbst das Gefühl zu bekommen, angreifen zu müssen.

Nun sagt das übrige gebliebene Kind jedem reihum boshafte Sprüche. Bitte vorher mit den Kindern besprechen, was gesagt werden darf. z. B. „Dein Pullover ist hässlich" oder „Du schaust heute echt komisch drein." NICHT „Du bist ein A... "oder „Du ... "- Schimpfwörter und diesen ähnliche Aussagen sind tabu und werden mit einem sofortigen Ausschluss honoriert, da diese eventuell neu und interessant sein könnten und ein Lerneffekt entstehen könnte. Dies sei an dieser Stelle angemerkt. Mal sehen, wer dies am längsten aushält ohne eine Reaktion zu setzen. Die Trainerin/der Trainer beobachtet. Bei einer Reaktion ist Wechsel. Diese Übung kann jederzeit verlassen werden, wenn es zu heftig für ein Kind wird! Versucht euch dabei richtig in die Situation: Ihr werdet beleidigt hinein zu fühlen und sagt nichts darauf/bleibt ruhig und gelassen, nutzt das Schalten auf Durchzug, das ärgert die Angreifer am meisten.

Abschluss: Reflexion

- Wie hast du dich gefühlt?
- Was hättest du am liebsten getan?
- Was ist die schwer/leichtgefallen?
- Hat dir etwas gefehlt?

Deshalb ist es wichtig, immer vorher zu überlegen, was man wem, wie und wann sagt!!!

▪ Der zweite Auftrag

Material: Für jedes Kind eine leere Box mit Namen versehen/Stifte und ca. 100 vorgefertigte Blätter (ca. 5 cm × 4 cm)

Die Kinder sollen nun genau das Gegenteil tun. Sie dürfen für jedes Kind der Gruppe beginnen, wohlwollende, nette und positive Rückmeldungen auf die vorbereiteten Blätter schreiben. Diese sollen für jedes Kind bewusst und individuell geschrieben werden. Jedes Kind reicht dafür seine eigene Box dem linken Nachbarn weiter. Jedes Kind darf pro Kind 4 – 8 Zettel verfassen und reicht die Box nach links weiter. Wenn die Box wieder beim Besitzer ist, wird diese von der Trainerin/vom Trainer eingesammelt, um diese bis zur zehnten Stunde sicher zu verwahren. Sollte es zweitmäßig zu knapp werden, so ist es möglich, diese Boxen in zwei Einheiten fertig zu stellen und jedes Kind bearbeitet nur zwei, maximal drei Boxen. Oft benötigen die Kinder auch Hilfestellungen oder Ideen. Es bietet sich an, Satzanfänge vorzulegen, welche die Kinder sinngemäß auf das jeweilige Kind ausformulieren und auf das Blatt schreiben. z. B. Ich halte dich für ... Du scheinst ... Wenn du lachst ...

▪ Impi vergibt ein Puzzle-Teil an die Gruppe

Bevor Impi ein Puzzle- Teil vergeben kann, überlegt die Gruppe gemeinsam, was in dieser Stunde besonders positiv gelaufen ist und jedes Kind erhält den siebzehnten Puzzleteil.

Jetzt verrechnet die Trainerin/der Trainer die Pluspunkte und gezeigten Hinweiskarten für jedes Kind, welche in die Liste der Trainerin/des Trainers eingetragen worden sind.

Impi bittet jedes Kind den Stundeninhalt, anhand einer Gruppenfrage in verschiedenen Bereichen, auszuprobieren und gemachte Beobachtungen dazu zu sammeln. Die Fragestellung bezieht sich dabei auf die Gruppenstunde und gibt jedem Kind die Gelegenheit, sich in der nächsten Stunde gezielt einzubringen. Der Auftrag ist den Eltern bekannt und die Kinder sollen diesen gemeinsam mit den Eltern erarbeiten.

Wochenauftrag 7: „ICH DENKE VORHER NACH"
TAG – ZEIT – ORT – SITUATION – IDEE ± – WIE HAST DU DICH GEFÜHLT? – POSITIV – NEGATIV

Nach der „Das nehme ich mit, das lasse ich da"- Runde, nimmt die Stunde mit der Verabschiedung ein Ende.

7.8 Basisstunde 8

▪ Die Überleitung zum Start in die Stunde

Zunächst wird eine gezielte Überleitung von der letzten in die neue Stunde hergestellt. Dabei werden die Kinder einzeln und direkt befragt, was, im Bezug auf die Inhalte des Programmes, sich in der letzten Woche ereignet hat. Überleitungen können jedes einzelne Kind und gemachte Beobachtungen in den Vordergrund stellen, die anderen Kinder müssen stattdessen abwarten

Wochenauftrag 7: „ICH DENKE VORHER NACH"
TAG – ZEIT – ORT – SITUATION – IDEE ± – WIE HAST DU DICH GEFÜHLT? – POSITIV – NEGATIV (Sanduhr bei jedem Kind)

▪ Das Besprechungsforum

Nun folgt das achte Besprechungsforum. Die Kinder sollen geschult werden, überlegt und bedacht an Aufgaben heranzugehen. Die Kinder arbeiten als gesamte Gruppe.

Die Hinweiskarten liegen in der Mitte am Boden. Sollte eine Grundregel nicht gelingen, darf ein Kind einem anderen Kind eine passende Karte zeigen.

Die Trainerin/der Trainer leitet das achte Forum an und liest Impis achte Geschichte vor: „Ich bin so, wie ich sein will".

Ich bin so, wie ich sein will

Könnt ihr euch noch daran erinnern, als ich euch erzählt habe, dass es fein ist, ein gutes Vorbild zu haben, das euch den Weg zeigen kann, von dem ihr lernen und von dem ihr euch Dinge abschauen könnt, wie ihr was machen könnt?

Hey, ihr wisst, dass ich mächtig stolz auf euch, meine Schüler bin. Ich habe ja denselben Weg hinter mir und ich weiß, dass es manchmal Rückschritte gibt. Man fällt einfach wieder in alte Verhaltensmuster zurück und kommt nur schwer raus. Wie das gehen kann?

Na, ich habe damals dieses Rennauto gebaut, von dem ich euch erzählt habe, auf das ich so stolz war und wo mir niemand mehr zugehört hat, weil ich dauernd nur von mir und mir und mir erzählt habe. Glaubt ihrs, oder glaubt es nicht, kurze Zeit darauf ist mir dasselbe mit demselben Auto nochmals passiert und zwar als wir Mamas Geburtstag gefeiert haben. Da habe ich das Auto der Oma, der Tante, dem Onkel, einfach jedem gezeigt und wieder mächtig angegeben. Klar, am Anfang habe ich Lob bekommen, aber dann ist die Situation gekippt, weil ich einfach nicht aufgehört habe, wieder nur von mir und meiner Großartigkeit zu erzähle weiß. Ich habe mich ja wieder sooo mächtig und toll gefühlt und dann plötzlich nicht mehr, als Opa mich ins Zimmer geschickt hat. Ich weiß warum. Ihr auch?

Mama hatte ihren Tag und ich ruinierte ihn durch meine Art. In meinem Zimmer dachte ich darüber nach und als ich beide Situationen verglich, wurde es mir endlich klar. Andere

mögen es nicht nur von einer Person was hören. Kurz ja, aber auf Dauer? Nö, das klappt nicht. Stellt euch vor, eure Kusine erzählt den ganzen Nachmittag von ihrer Theateraufführung und drängt sich voll vor. Wenn das jeder macht. Um Gottes Willen, da hört ja niemand niemandem mehr zu. Also, erzählt etwas kurz und freut euch über eine Rückmeldung und dann ist es gut.
Nun, ich kann immer so sein, wie ich sein will, das ist klar, aber ob euch das immer gut tut, müsst ihr rausfinden. Lernt von anderen, schaut euch die positiven Seiten ab. Blödsinn kann man bald nachmachen, das brauchen wir nicht, aber die echt coolen Sachen sind die, die ihr euch für euch persönlich, also für eure Persönlichkeit aneignen könnt, wie Hilfsbereitschaft, sich für andere zu freuen, … das sind die echt coolen Eigenschaften. Glaubt mir, die bringen euch auf Dauer mächtig was ein.
Bleibt stark und geht euren Weg weiter, dann kann euch bald all das gelingen, was ihr an anderen so schätzt. Ihr werdet dann geschätzt und ihr werdet dafür belohnt.
Also, bleibt aufmerksam, schaut auf euch und bleibt am Ball.

Daran anschließend übergibt die Trainerin/der Trainer an ein Kind, welches in ihrem/seinem Namen die zu Impis Geschichte passenden Fragen stellt und somit die Moderation übernimmt. Der Ablauf bleibt bei allen Foren gleich. Es wird zunächst der Auftrag vorgelesen.

Gruppenfragen zum Thema

- Hast du schon ein Vorbild mit coolen Eigenschaften gefunden?
- Wie geht es dir damit?
- Kommst du damit zurecht?
- Wer ist dein Vorbild? Was macht das Vorbild aus?
- Warum hast du gerade diese Person/en ausgewählt?
- Was hast du schon geschafft, umzusetzen?
- Wie hast du dich bei der Umsetzung gefühlt?
- Wie haben die anderen reagiert?
- Was kannst du bis zum nächsten Mal ausprobieren?

Übe das in der nächsten Woche und schreibe die Situationen auf, in denen du es geschafft hast.

Der erste Auftrag

In Anlehnung an das Spiel „Armer schwarzer Kater" sitzen nun alle Teilnehmer im Kreis mit der Sitzfläche nach außen. Ein Kind, das keinen Platz hat, geht nun außen herum und sagt zu jedem Kind folgenden Satz – „Armer, kleiner Impi." Dieses darf daraufhin keine Reaktion auf den Satz zeigen, sonst kommt es zum Wechsel. Die Trainerin/der Trainer nimmt die ungefähre Zeit und kürt die Siegerin/den Sieger, die/der es am längsten ausgehalten hat, keine Reaktion zu zeigen. Es geht um ein Bonbon/eine kleine Tafel Schokolade.

Der zweite Auftrag

Fortfahren mit den Boxen, welche für jedes Kind angefertigt werden sollen. Siehe Festigungsstunde 7 – der zweite Auftrag. Wenn alle fertig sind, werden die Boxen eingesammelt und dienen als Abschlussgeschenk für jedes einzelne Kind. Die Boxen sollen immer dann zu Hause hergenommen und ein oder mehrere Zettel gezogen werden, wenn das Kind Mut braucht, sich schlecht fühlt, ... Diese dient in der Folge als ERSTE HILFE BOX.

Sollten die Boxen bereits fertig sein, mit Auftrag 3 fortfahren.

- **Der dritte Auftrag**

Material: ein Männchen/Kind und Stifte

Jedes Kind schreibt in grün jene positiven Eigenschaften/Kenntnisse/Sportarten/... die es gut findet/kann und in blau jene, die es ganz okay findet. Am Ende kann noch eine Eigenschaft/... in rot dazugeschrieben werden, die es gar nicht an sich mag. Diese soll am Blattende genannt werden und folgenden Satz positiv abschließen.

Ich habe ___ tolle Eigenschaften/Kenntnisse/... und ___ gute Eigenschaften/Kenntnisse/... Das _____ werde ich noch lernen. Da bin ich mir ganz sicher. Ich habe Freunde, die mir dabei helfen.

- **Impi vergibt ein Puzzle-Teil an die Gruppe**

Bevor Impi ein Puzzle- Teil vergeben kann, überlegt die Gruppe gemeinsam, was in dieser Stunde besonders positiv gelaufen ist und jedes Kind erhält den achtzehnten Puzzleteil.

Jetzt verrechnet die Trainerin/der Trainer die Pluspunkte und gezeigten Hinweiskarten für jedes Kind, welche in die Liste der Trainerin/des Trainers eingetragen worden sind.

Impi bittet jedes Kind den Stundeninhalt, anhand einer Gruppenfrage in verschiedenen Bereichen, auszuprobieren und gemachte Beobachtungen dazu zu sammeln. Die Fragestellung bezieht sich dabei auf die Gruppenstunde und gibt jedem Kind die Gelegenheit, sich in der nächsten Stunde gezielt einzubringen. Der Auftrag ist den Eltern bekannt und die Kinder sollen diesen gemeinsam mit den Eltern erarbeiten.

Wochenauftrag 8: „ICH BIN SO, WIE ICH SEIN WILL"
TAG – ZEIT – ORT – SITUATION – ICH BIN SO, WIE ICH SEIN WILL – WIE HAST DU DICH GEFÜHLT? – POSITIV – NEGATIV (Sandhur bei jedem Kind)

7.9 Basisstunde 9

- **Die Überleitung zum Start in die Stunde:**

Zunächst wird eine gezielte Überleitung von der letzten in die neue Stunde hergestellt. Dabei werden die Kinder einzeln und direkt befragt, was, im Bezug auf die Inhalte des Programmes, sich in der letzten Woche ereignet hat. Überleitungen können jedes einzelne Kind und gemachte Beobachtungen in den Vordergrund stellen, die anderen Kinder müssen stattdessen abwarten.

Wochenauftrag 8: „ICH BIN SO, WIE ICH SEIN WILL"
TAG – ZEIT – ORT – SITUATION – ICH BIN SO, WIE ICH SEIN WILL – WIE HAST DU DICH GEFÜHLT? – POSITIV – NEGATIV (Sanduhr bei jedem Kind)

Das Besprechungsforum

Nun folgt das neunte Besprechungsforum. Die Kinder sollen geschult werden, überlegt und bedacht an Aufgaben heranzugehen. Die Kinder arbeiten als gesamte Gruppe.

Die Hinweiskarten liegen in der Mitte am Boden. Sollte eine Grundregel nicht gelingen, darf ein Kind einem anderen Kind eine passende Karte zeigen.

Die Trainerin/der Trainer leitet das neunte Forum an und liest Impis neunte Geschichte vor: „Mich mögen andere".

Mich mögen andere

Ich gehe davon aus, dass ihr eine ziemlich tolle Truppe geworden seid und ihr auch schon viele Dinge ausprobiert habt. Lasst euch weiterhin auf Experimente ein und bringt euch sinnvoll ein, wenn ihr es könnt. Ihr seid tüchtig, ihr seid toll, ihr geht euren Weg, so wie ich es auch geschafft habe, dass ich besser auf mich schaue, auf das, was ich sage und wie ich handle. Ich bin überlegter, konzentrierter und denke nach.

Letzte Woche haben wir die Teambesprechung für unser Rennen gehabt. Was glaubt ihr, haben meine Konkurrenten gemeint, als ich überlegt, durchdacht und konzentriert auf sämtliche Fragen der Rennleitung gehört habe.

„Impi, jetzt denke ich, dass du soweit bist."

„Ich habe dich noch nie so erlebt."

„Du bist ja ein Pfundskerl."

„Du kannst es schaffen, Impi."

Wow, da war ich mächtig stolz, bin aber nicht in mein altes Muster, stimmt, ich bin der Beste, der Größte, der Stärkst gefallen, sondern habe diese positiven Rückmeldungen wirken lassen. Das hat mich voll gestärkt.

Morgen gehe ich ins Rennen. Ich bin echt gespannt, was da auf mich zukommt. Ich habe alle Vorbereitungen erledigt, habe trainiert, bin klar im Kopf, mich bringt nichts aus der Ruhe, ich bin fokussiert, strukturiert und konzentriert – also FSK – fokussiert, strukturiert und konzentriert. Meine neuen Methoden bekommt ihr heute auch. Besprecht sie, ihr werdet sie genauso gut brauchen können, wie ich.

Gemeinsam schaffen wir es. Wir sind stark uns schlau. Lasst euch nicht unterkriegen.

Daran anschließend übergibt die Trainerin/der Trainer an ein Kind, welches in ihrem/seinem Namen die zu Impis Geschichte passenden Fragen stellt und somit die Moderation übernimmt. Der Ablauf bleibt bei allen Foren gleich. Es wird zunächst der Auftrag vorgelesen.

Gruppenfragen zum Thema

- Was meint Impi mit FSK?
- Kannst du das einsetzen?
- Wo kannst du es einsetzen?
- Wie kannst du dich fühlen, wenn du FSK benutzt?
- Wie reagieren andere womöglich auf FS?
- Was kannst du bis zum nächsten Mal ausprobieren?
- Übe das in der nächsten Woche und schreibe die Situationen auf, in denen du es geschafft hast.

- **Der erste Auftrag**

Es werden dabei erneut Methoden für die Selbstregulation geübt – hier kurz FSK (fokussiert – strukturiert – konzentriert). Dieses Methodenblatt wird gereicht, welches die Kinder foliiert mitbekommen. Gemeinsam werden diese Methoden bearbeitet und im Wechsel ausprobiert.

- **Der zweite Auftrag**

Die Kinder dürfen sich ein Spiel aussuchen, das in den letzten Stunden gespielt wurde, um die Stunde abzuschließen. Zum Beispiel: Sonne – Sand

- **Impi vergibt ein Puzzle-Teil an die Gruppe**

Bevor Impi ein Puzzle- Teil vergeben kann, überlegt die Gruppe gemeinsam, was in dieser Stunde besonders positiv gelaufen ist und jedes Kind erhält den neunzehnten Puzzleteil.

Jetzt verrechnet die Trainerin/der Trainer die Pluspunkte und gezeigten Hinweiskarten für jedes Kind, welche in die Liste der Trainerin/des Trainers eingetragen worden sind.

Impi bittet jedes Kind den Stundeninhalt, anhand einer Gruppenfrage in verschiedenen Bereichen, auszuprobieren und gemachte Beobachtungen dazu zu sammeln. Die Fragestellung bezieht sich dabei auf die Gruppenstunde und gibt jedem Kind die Gelegenheit, sich in der nächsten Stunde gezielt einzubringen. Der Auftrag ist den Eltern bekannt und die Kinder sollen diesen gemeinsam mit den Eltern erarbeiten.

Wochenauftrag 9: „MICH MÖGEN ANDERE“
TAG – ZEIT – ORT – SITUATION – MICH MÖGEN ANDERE– POSITIV – NEGATIV

7.10 Basisstunde 10 (Close-up-Stunde)

- **Die Überleitung zum Start in die Stunde**

Zunächst wird eine gezielte Überleitung von der letzten in die neue Stunde hergestellt. Dabei werden die Kinder einzeln und direkt befragt, was, im Bezug auf die Inhalte des Programmes, sich in der letzten Woche ereignet hat. Überleitungen können jedes einzelne Kind und gemachte Beobachtungen in den Vordergrund stellen, die anderen Kinder müssen stattdessen abwarten.

Wochenauftrag 9: „MICH MÖGEN ANDERE“
TAG – ZEIT – ORT – SITUATION – MICH MÖGEN ANDERE – WIE HAST DU DICH GEFÜHLT? – POSITIV – NEGATIV (Sanduhr bei jedem Kind)

- **Das Besprechungsforum**

Nun folgt das zehnte Besprechungsforum. Die Kinder sollen geschult werden, überlegt und bedacht an Aufgaben heranzugehen. Die Kinder arbeiten als gesamte Gruppe.

Die Hinweiskarten liegen in der Mitte am Boden. Sollte eine Grundregel nicht gelingen, darf ein Kind einem anderen Kind eine passende Karte zeigen.

Die Trainerin/der Trainer leitet das letzte Forum des zweiten Blockes an und befragt die Kinder gezielt nach den Inhalten der letzten Stunden. Sie/Er fragt nach, ob, wo, wie und wann sich die Kinder sicherer, sich verstanden, wahrgenommen und wohl fühlen und wo sie denken, dass sie noch Hilfe benötigen. Die Rückmeldungen werden notiert und geben wichtige Hinweise für mögliche weitere Interventionen.

▪ Der erste Auftrag

Dafür werden nun die Stunde 20 – Close- Up Fragebögen ausgeteilt, welche von den Kindern beantwortet werden sollen. Dabei geht es um Inhalte, welche das Kind bereits können sollte, abgefragt. Natürlich erhalten die Kinder ein Lob, wenn sie das Blatt abgeben. Fehler werden nicht getadelt. Das Arbeitsblatt wird im Anschluss daran besprochen.

▪ Der zweite Auftrag

Dafür gibt es wieder mehrere Möglichkeiten. Entweder wird gemeinsam eine kleine Jause als Abschluss des Blockes gereicht (Kuchen oder ein Schleckeis)/der Rest der Zeit wird als Spielzeit verwendet.

▪ Impi vergibt ein Puzzle-Teil an die Gruppe

Bevor Impi ein Puzzle- Teil vergeben kann, überlegt die Gruppe gemeinsam, was in dieser Stunde besonders positiv gelaufen ist und jedes Kind erhält den letzten Puzzleteil, der das Puzzle vervollständigt. Nun können die Kinder erkennen, dass Impi es geschafft hat, den ersten Platz beim Rennen zu erzielen.

Jetzt verrechnet die Trainerin/der Trainer die Pluspunkte und gezeigten Hinweiskarten für jedes Kind, welche in die Liste der Trainerin/des Trainers eingetragen worden sind.

▪ Wochenauftrag

Für diese Close- up Stunde wird kein expliziter Auftrag erteilt. Es kann jedoch ein „Beobachtungsbogen" – als Kopiervorlage für zu Hause mitgegeben werden.

Hierfür werden die Eltern nun gezielt gebeten, gemeinsam mit dem Kind Beobachtungen in 5 Bereichen durchzuführen. Dieser Beobachtungsbogen kann immer dann zum Einsatz kommen, wenn das Kind/die Eltern glauben, dass es eine gemeinsame Beobachtung braucht. Deshalb darf diese beliebig oft kopiert zur Anwendung gebracht werden.

7.11 Rückmeldungen im Elterngespräch

Nach dem zweiten Block mit 10 Festigungsstunden wird eine gemeinsame Elternstunde ohne Kinder angeboten, worin die Eltern/Erziehungsberechtigten ihre Rückmeldungen abgeben können. Es hat sich als positiv erwiesen, wenn pro Kind mindestens ein Elternteil/eine erziehungsberechtigte Person zu dieser Stunde erscheint, denn sie können dabei sehen, dass auch andere Eltern Schwierigkeiten mit den Kindern haben.

Inhaltlich werden hier zunächst die Beobachtungen der Trainerin/des Trainers in einigen, klaren Sätzen vermittelt.

Nun werden einzelne teilnehmende Personen nach positiven und negativen Veränderungen befragt. Diese werden notiert und geben wichtige Informationen für weitere Interventionen. Neben den Informationen, welche die Trainerin/der Trainer erhält, können auch die Eltern/Erziehungsberechtigte aus den verschiedenen Rückmeldungen ihre Schlüsse ziehen. Dabei können zum Beispiel jene Personen, welche sich am Wochenauftrag weniger beteiligt haben, sehen, dass dieser gezielt durchgeführt, einen positiven Einfluss auf das Verhalten des Kindes nimmt.

Eine gelungene Elternstunde trägt dazu bei, das Vertrauen zwischen Eltern/Erziehungsberechtigten und Trainerin/Trainer zu stärken. Außerdem können freundschaftliche Beziehungen zwischen den einzelnen Elternteilen entstehen.

An dieser Stelle endet das Programm und es sollte gelungen sein, erste, nachhaltige Verhaltensänderungen in der Familie zu erkennen. Den Eltern/Erziehungsberechtigten wird daraufhin empfohlen, weiterhin die mitgegebenen Beobachtungsbögen (Anhang – Kopiervorlage – Fragebogen – Elternrunde) einzusetzen, um eine weitere strukturierte Umsetzung und Festigung von positiven Verhaltensweisen zu erzielen.

Sollten weitere Probleme bestehen, kann angeregt werden, diese in Einzelsettings (Erziehungsberatung/Verhaltenstherapie/Psychotherapie) gemeinsam oder getrennt vom Kind oder in anderen Interventionen, zu bearbeiten.

Im nächsten Kapitel werden die Ergebnisse der Evaluation dargestellt.

Wirksamkeit des ImpKon-Trainings

8.1 Aufbau der Untersuchung der Wirksamkeit – 82

8.2 Evaluation Ergebnisse aus Beobachtungen durch den Therapeuten – 83

8.3 Evaluation aus dem Vergleich von fünf verschiedenen Fragebögen – 84

8.4 Evaluation der Rückmeldungen bei der Elternrunde – 87

8.5 Ergebnisse der Evaluation im Überblick – 87

D. Freiberger, *Training der Impulskontrolle*, https://doi.org/10.1007/978-3-658-26840-4_8

8.1 Aufbau der Untersuchung der Wirksamkeit

In der Entwicklung des Manuals wurde auf ein transdiagnostisches Vorgehen, bei welcher man zunächst das zugrundeliegende Störungsbild genau untersucht, aus welcher sich eine Intervention entwickelt, wertgelegt. Da diese Intervention, welche das ImpKon-Manual ergibt, nun auf diese Vorgehensweise beruht, kann auf eine groß angelegte Testreihe verzichtet werden.

Insgesamt wurde in den letzten 10 Jahren eine Reihe von Kindern (75) auf das Störungsbild der Impulskontrollstörung, welches oft im Zusammenhang mit einer bestehenden ADHS steht, untersucht. Dabei gab es sowohl Eltern-, teilweise auch Lehrerbefragungen. Manche Kinder konnten in einem Aufmerksamkeitstraining beobachtet werden, woraus sich ebenfalls zahlreiche Ergebnisse ergaben. Im Anschluss an diese umfangreiche Untersuchung und der Bearbeitung der erhaltenen Ergebnisse, wurde das ImpKon-Manual entwickelt.

Für den Aufbau der Impulskontrolle relevante Inhalte, welche in der Literatur meist in der Kombination mit den exekutiven Funktionen genannt werden, sind in der Entwicklung der Impulskontrolle mehrere Bereiche interessant, welche sowohl ein verhaltenstherapeutisches, als auch ein sozialpädagogisches Vorgehen verlangen.

Nachdem in der Folge die Inhalte der einzelnen Stunden klar und strukturiert erstellt waren, konnten zunächst vier Kinder aus zwei verschiedenen Schulstufen mittels des ImpKon-Trainings in insgesamt 20 Einheiten in der Gruppe gefördert werden. Die Eltern der Kinder erhielten in der ersten Einheit insgesamt fünf verschiedene Fragebögen, welche in der Folge die Ausgangslage verdeutlichen sollen. Bei diesen Kindern konnte mittels klinischer Diagnostik eine teilweise sehr starke Ausprägung einer Impulskontrollstörung festgestellt werden. Teilweise stand diese in einem engen Zusammenhang mit einer bestehenden ADHS. Deutlich war jedoch, dass nicht nur die Eltern, sondern auch die Kinder an der gegebenen Störung litten.

In der Folge erhielten die Eltern der teilnehmenden Kinder nun die Sammlung von fünf Fragebögen (drei für das teilnehmende Kind, einen für die Eltern, einen für die Hauptlehrkraft in der Schule). Damit konnte für jedes Kind die Ausgangslage abgebildet werden. Die Kinder absolvierten die ersten 10 Einheiten des ImpKon-Manuals. In der letzten Stunde des ersten Teiles folgte eine kleine Zwischenfeier, welche die Kinder zur Weiterarbeit motivieren sollte. Zwischen den beiden Blöcken konnte in einer Elternrunde, welche aus der Gruppenleiterin (in diesem Falle eine Verhaltenstherapeutin) und je einem Elternteil jedes Kindes bestand, bereits erste Erfolge abgleitet werden. Bei diesem Treffen wurden Beobachtungen sowohl von Eltern-, als auch Therapeutenseite in den Vordergrund vermittelt. Die Eltern erhielten nun erneut vier verschiedenen Fragebögen. Auf die Befragung der Lehrkraft wurde in dieser Zwischenevaluation verzichtet. Nach einer kurzen Pause von zwei Wochen starteten die Kinder mit dem zweiten Block der Intervention mittels ImpKon-Training und absolvierten die weiteren vorgesehenen zehn Einheiten in der Gruppe, welche mit einer zweiten Elternrunde abschlossen. In der letzten Einheit wurden den Eltern neulich die fünf Fragebögen mitgegeben, die beim Treffen in der Elternrunde eingesammelt wurden.

Eine zweite Gruppe von weiteren vier Kindern konnte im Anschluss an die erste Gruppe für eine weitere Intervention mittels ImpKon gefunden werden. Diese hatten dieselbe Ausgangslage und erhielten in einer etwas adaptieren (das Manual wurde praktikabler gemacht) Form ebenfalls ein Gruppentraining in 20 Einheiten. Ebenso wurde auch hier zu drei Terminen jeweils vier bis fünf Fragebögen mitgegeben, deren

Ergebnisse letztlich in die Evaluation einflossen. In der Folge soll nun der Anspruch auf Wirksamkeit in den Vordergrund gestellt werden. Dazu wurde der Einsatz des ImpKon-Manuals auf seine Wirkung hin untersucht.

- **Die Evaluation des Manuals umfasst drei Teile**
  - Evaluation der Beobachtungen durch den Therapeuten
  - Evaluation aus dem Vergleich von fünf verschiedenen Fragebögen
  - Evaluation der Rückmeldungen bei der Elternrunde

8.2 Evaluation Ergebnisse aus Beobachtungen durch den Therapeuten

Die zunächst doch stark impulsiven Schülerinnen und Schüler konnten in den ersten paar Einheiten, welche nach einem klaren, gleichbleibenden und strukturierten Schema abliefen, ihre Sicherheit finden und etwas ruhiger in die Stunden kommen. Es ist in der Förderung mittels ImpKon wichtig, die in der Gruppe geförderten Kinder und ihre Eigenheiten besser zu kennen, um nicht unvorbereitet in eine schwierige Lage zu kommen. Es ist durchaus möglich, wenn es erforderlich ist, die ersten Einheiten gemeinsam mit jeweils einem Elternteil zu halten, um die Kinder gut in die Intervention einzuführen. Außerdem erhalten die Eltern dann einen guten Einblick in die Inhalte und Abläufe der Einheiten. Die Unterstützung durch eine zweite Therapeutin ist natürlich wünschenswert, um mit schwierigen Situationen besser umgehen zu können.

Folgende Beobachtungen konnten gemacht werden:

- **Beobachtungen aus kognitiver Sicht**
  - impulsive Kinder konnten zu einer besseren Arbeitshaltung und Mitarbeit in den Einheiten geführt werden,
  - einzelne Kinder denken vernünftiger und zielgerichteter als vorher,
  - nach und nach zeigt sich eine gelenktere Aufmerksamkeit,
  - die Kommunikation zwischen den Teilnehmern und mit der Therapeutin gelingt besser (Blickkontakt halten),
  - Inhalte können von den TN besser aufgenommen, verarbeitet, wiedergegeben werden und umgesetzt werden,
  - Bedürfnisse und Wünsche können ruhiger und klarer formuliert werden,
  - bei Konflikten lassen sich die eigenen Anteile ableiten und vor der Gruppe eingestanden werden,
  - voreilig gefasste Entschlüssen werden weniger,
  - weniger impulsive gesteuerte Handlungen treten auf, ein Überdenken im Vorfeld wird sichtbar und
  - Konkurrenzdenken tritt in den Hintergrund.

- **Beobachtungen aus psychischer Sicht**
  - die teilweise zunächst unsicheren Kinder verloren ihre Unsicherheit und konnten viel sicherer auftreten (Schlüsselstelle in der Einheit 8, wo die Kinder Rückmeldungen zu möglichen Veränderungen von den anderen erhalten).
  - negativ motiviertes Kind -> positiv motivierte/r Teilnehmer/in

- sie fühlen sich angenommen und weichen ihre bisherigen Schutzmechanismen (kasperlhaftes Benehmen) auf,
- eine deutlich bessere Empathie und Beobachtungsgabe zwischen den TNn wird spürbar und
- einzelne TN trauen sich mehr zu.

▪ **Beobachtungen aus körperlicher Sicht**

- sehr unruhige Kinder konnten zusehends ruhiger und gelenkter agieren,
- die Impulsivität ließ mit jeder Einheit merklich nach,
- das Abwarten gelingt nach und nach besser,
- eine deutlich bessere Selbstregulation stellt sich ein und wird auch körperlich sichtbar (Haltung- aufrecht und Blick gerichtet).

Störendes, auffälliges, sowie negatives Verhalten nimmt nach und nach ab, was auch durch den zunehmend weniger notwendigen Einsatz von Konsequenzen deutlich wird. Ein gutes Arbeitsklima stellt sich ein.

8.3 Evaluation aus dem Vergleich von fünf verschiedenen Fragebögen

Alle, an drei verschiedenen Messpunkten, ausgegebene Fragebögen konnten zur Evaluation herangezogen werden.

▪ **Folgende Bögen wurden ausgegeben**

- An die Eltern:
  - Elternfragebogen über Problemsituation in der Familie – EF-PF (Döpfner et al. 2006)
- An die SchülerInnen:
  - Fragebogen zur Selbstregulation und zu Lernstrategien (Ziegler et al. 2010)
  - Fragebogen zur Selbstregulation und allgemeinen Selbstwirksamkeits-erwartung (Jerusalem et al. 2009)
  - Fragebogen zu Stärken und Schwächen (SDQ-Deu) – (Goodman 1997)
- An die Lehrkraft:
  - ADHS-typisches Verhalten in Schulsituationen (Lauth & Naumann 2009)

Die Evaluation der Fragebögen ergab letztlich folgendes Bild.

Nicht nur im schulischen Kontext, sondern auch im häuslichen und sozialen Umfeld der Kinder, konnten deutliche Verbesserungen abgeleitet werden.

▪ **Evaluation der Elternfragebögen (EF-PF)**

Eltern beschrieben ihre Kinder vorher noch als deutlich belastender, störender und schwieriger.

Typische störende Verhaltensweisen, wie das Spielverhalten alleine und mit anderen Kindern, beim Essen, An- und Ausziehen, bei der Körperpflege, beim Zubettgehen oder beim Autofahren, wenn die Eltern einer Tätigkeit nachgehen, die ihre Aufmerksamkeit verlangt (z. B. Telefonieren, beim Fernsehen, usw.), bei Besuch, oft wurden Kinder ursprünglich auch in der Öffentlichkeit (z. B. im Geschäft, im Restaurant, der Kirche, usw.) als schwierig empfunden, in Anwesenheit des Vaters, beim Erledigen von Arbeiten (z. B. Mithilfe im Haushalt, der Hausübung, usw.).

Im Anschluss an die Intervention mittels ImpKon konnten deutlich bessere Ergebnisse erzielt werden. Die Eltern konnten bei weitem besser mit ihren Kindern kommunizieren, sie waren zugänglicher und weniger impulsiv. Wie so oft konnte aber auf die individuelle Tagesverfassung von Kindern und Eltern hingewiesen werden, welche teilweise Zusammenhänge auf Empfindungen erkennen ließen. Waren die Eltern/ein Elternteil belasteter, so empfanden sie auch ihr Kind/ihre Kinder als deutlich anstrengender als in unbelasteten Situationen. Auch in den Elternrunden wurden deutliche Verhaltensverbesserungen kommuniziert.

Evaluation der Schülerinnen und Schüler selbst

Die Evaluation des Fragebogens zur *Selbstregulation und zu Lernstrategien* (UNI Köln) erbrachte insgesamt folgendes Ergebnis. Die Schülerinnen und Schüler beschrieben sich

- zuvor noch als eher unaufmerksam, danach als deutlich **aufmerksamer,**
- zunächst als wenig aufnahmefähig, im Anschluss als **fokussierter,**
- ursprünglich als impulsiv und unüberlegt, danach **überlegter,**
- vorher als unkritisch, unkontrolliert, unkonzentriert und Gedankenverloren, nach der Intervention als **kritischer, kontrollierter, konzentrierter und wenig mit den Gedanken abschweifend,**
- vor dem Gruppenbesuch als planlos, ziellos, unzufrieden und ruhelos, nach und nach jedoch **geplanter, gezielter, zufriedener und in sich ruhender,**
- bei Arbeiten als stark ablenkbar, nach Pausen wenig motiviert, ohne Lernstrategien und unreflektiert, in der Folge erlebten sie sich als deutlich **erfolgsorientierter, motivierter, weisen bereits bessere Strategien im Zusammenhang mit dem Lernen auf und zeigen sich reflektierter.**

Im Fragebogen zur Selbstregulation und allgemeinen Selbstwirksamkeitserwartung (UNI Köln) konnten nach der Evaluation erkannt werden, dass sich die Schülerinnen und Schüler *im Bereich der Selbstregulation*

- zunächst als eher unkonzentriert wahrnahmen,
- als deutlich ablenkbar,
- unruhig,
- unsicher im Bezug auf die eigenen Gefühle waren,
- sich als gedankenverloren fühlten,
- ablenkende Gedanken als aufdringlich erwiesen,
- wenig zielgerichtet agierten.

Im Bereich der Selbstwirksamkeitserwartung erlebten sie sich ursprünglich als

- wenig lösungsorientiert erlebten,
- antriebslos bei Schwierigkeiten,
- über wenig zielgerichtete Verhaltensstrategien verfügend,
- überfordert mit Überraschungen, egal ob positiv oder negativ,
- wenig selbstbewusst,
- kraftlos bei Problemen.

Die Schülerinnen und Schüler konnten in allen Punkten **deutliche Fortschritte** erkennen lassen, welche sich in den Fragebögen durch **wesentlich bessere Beurteilungen** in den weiteren beiden Befragungen abzeichneten. Sie lernten sich **besonders durch die Übung der Selbstbeobachtungen** deutlich **besser Selbstregulieren** und konnten Strategien erarbeiten, damit sie sich als **planender, motivierter, zielgerichteter, stabilier, selbstbewusster und sicher beim Handeln** fühlten.

Beim Fragebogen zur Abbildung von *Stärken und Schwächen* (SDQ-Deu) – (UNI Köln) konnten die Teilnehmerinnen und Teilnehmer zunächst
- massiv mehr emotionale und Verhaltensprobleme aufzeigen,
- ihre Hyperaktivität als störend beschreiben,
- Verhaltensprobleme mit Geleichaltrigen stärker erleben und
- deutlich weniger prosoziales Verhalten wahrnehmen.

Nach der Ausarbeitung der weiteren beiden Bögen wurden in den genannten bereichen wesentlich bessere Ergebnisse aufgezeigt, so erlebten (sich) die Schülerinnen und Schüler
- bei emotionalen Problemen als **gefühlssicherer** als zuvor,
- bei Verhaltensproblemen ihre **Selbstbeteiligung** deutlicher und konnten bessere **Strategien** aufweisen,
- ihre Hyperaktivität als **steuerbarer und beherrschbarer,**
- viel **weniger Probleme mit anderen** und
- konnten ihre **sozialen Kompetenzen verbessern** und dadurch **prosozialer handeln.**

8

- **Evaluation der Lehrkraftbefragung durch das Arbeitsblatt 10 – ADHS- typisches Verhalten in Schulsituationen**

Lehrkräfte, die ursprünglich eher ein Bild eines/einer sehr auffälligen Schülers/Schülerin wiedergaben, zeigten nach der Intervention deutlich mehr positive Bereiche auf.

- **Die Schüler konnten sich nach der Intervention in der Schule demnach**
  - deutlich **länger fokussieren,**
  - besser **alleine und stiller arbeiten,**
  - in Kleingruppen eine **bessere Arbeitshaltung** aufweisen,
  - bei Tests und Klassenarbeiten **konzentrierter** arbeiten,
  - waren insgesamt **aufmerksamer,**
  - zeigten sich in den Pausen **deutlich weniger auffällig** als zuvor,
  - konnten im Anschluss an eine Pause wieder **besser in die Arbeit hineinfinden,**
  - weisen bessere **soziale Kompetenzen** auf,
  - zeigten **bei Ausflügen** etwas **bessere Strategien,**
  - konnten nun **mehr Ausdauer** aufbringen,
  - waren **in Diskussionen** und Gesprächen **weniger störend** und brachten sich mehr ein,
  - gab es **weniger Konflikte** mit der Lehrkraft,
  - sank die Anzahl von Konflikten mit anderen Schülerinnen und Schülern,
  - konnten ihre **Impulsivität** bei Anweisungen **besser kontrollieren** und
  - wurden insgesamt **als angenehmer** beschrieben als vor der Intervention.

8.4 Evaluation der Rückmeldungen bei der Elternrunde

Elternrunden finden nach der zehnten und nach Abschluss des Trainings statt. Dabei konnten folgende Beobachtungen von Seiten der Eltern gesammelt werden:

In den Elternrunden werden sowohl Beobachtungen der Therapeutin/des Therapeuten, als auch der Eltern vermittelt. Nach der zehnten Einheit und zum Abschluss wird zusätzlich noch ein Beobachtungsbogen mitgegeben, der ausgefüllt retourniert werden soll. Die darin erhaltenen und gesammelten Ergebnisse werden nun hier dargestellt.

- die Kinder reagieren auch zu Hause weniger impulsiv
- sie kommunizieren überlegter
- können mehr Verständnis in verschiedenen Situationen aufbringen
- beginnen weniger Streit
- zeigen sich frustrationstoleranter
- sind sich in Konflikten bewusster, welche Rolle sie dabei spielen
- neigen weniger zu Diskussionen
- sind sich ihren Handlungen und den damit verbundenen Folgen bewusster

Die gesammelten Beobachtungen sowohl von Seite der Therapeutinnen/Therapeuten, als auch der Eltern zeigen nach dem Training in der Gruppe durch das ImpKon- Manual erfreuliche Ergebnisse, welche dem Manual einen Erfolg zugestehen lassen.

8.5 Ergebnisse der Evaluation im Überblick

Insgesamt zeigten alle Kinder, welche nach dem ImpKon- Programm gefördert wurden, stark verbesserte Werte in den eingegangenen Fragebögen. In den Bereichen der Beobachtungen und Fragebögen konnten deutliche Verbesserungen erzielt werden.

Die anwendungsorientierte Pilotstudie des IMPKON- Programmes kann demnach als klinisch beobachtet gelten, aus welcher sich auch einige, sehenswerte Erfolge abzeichnen lassen.

Die Kinder und Jugendlichen scheinen insgesamt gefestigter, können mit ihren Schwächen der mangelnden Impulskontrolle besser umgehen und zeigen sich in ihrer Persönlichkeit gestärkter. Alle Kinder weisen auch nach einem Jahr nach der Förderung mittels des Manuals noch ein stabiles Sozialverhalten auf, was sich auf die Fortsetzung der Selbstbeobachtung mittels mitgegebener, kopierfähiger Bögen zurückführen lässt.

Materialien

9.1 Vorbereitungen zu den Gruppenstunden – 90

9.2 Materialien zu den Stunden – 95

D. Freiberger, *Training der Impulskontrolle*, https://doi.org/10.1007/978-3-658-26840-4_9

9.1 Vorbereitungen zu den Gruppenstunden

Puzzle für jedes Kind 1-mal ausdrucken, Puzzle-Grundplatte für jedes Kind 1-mal ausdrucken.

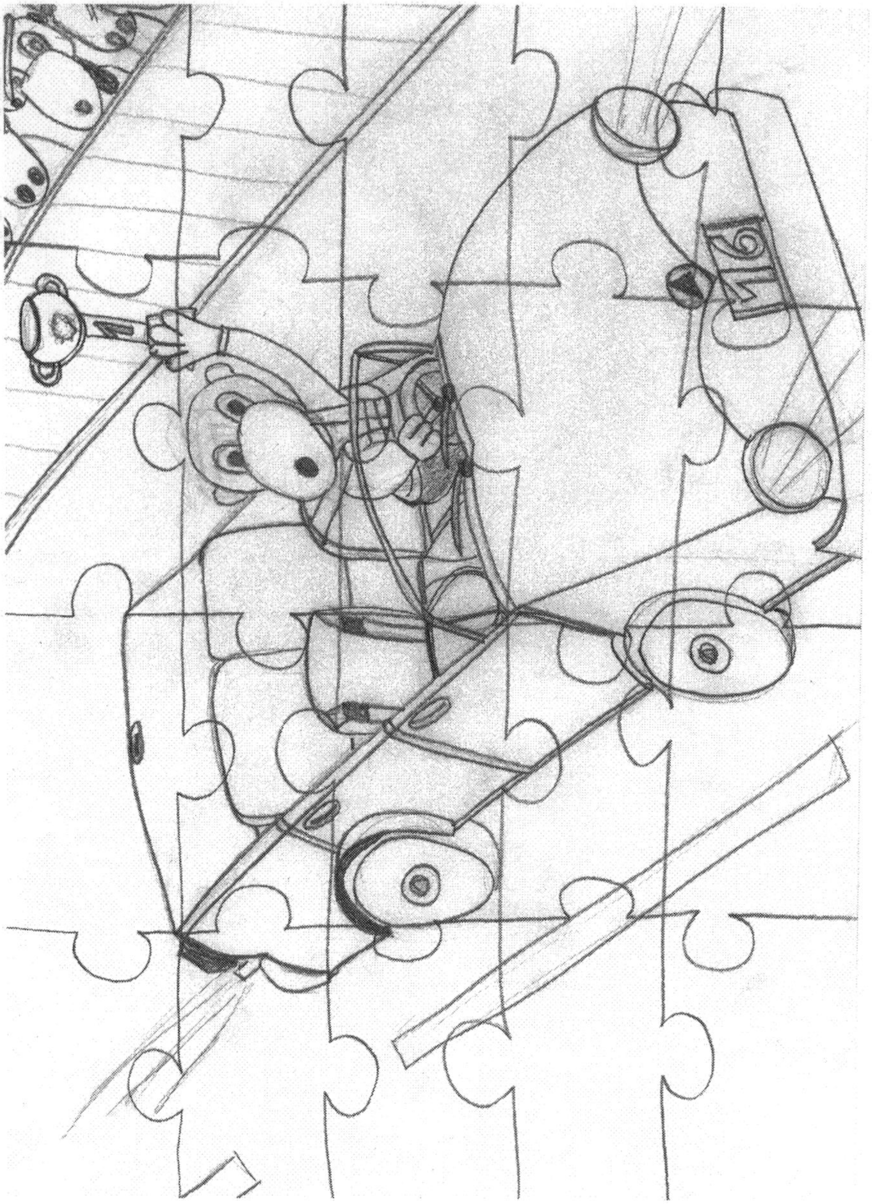

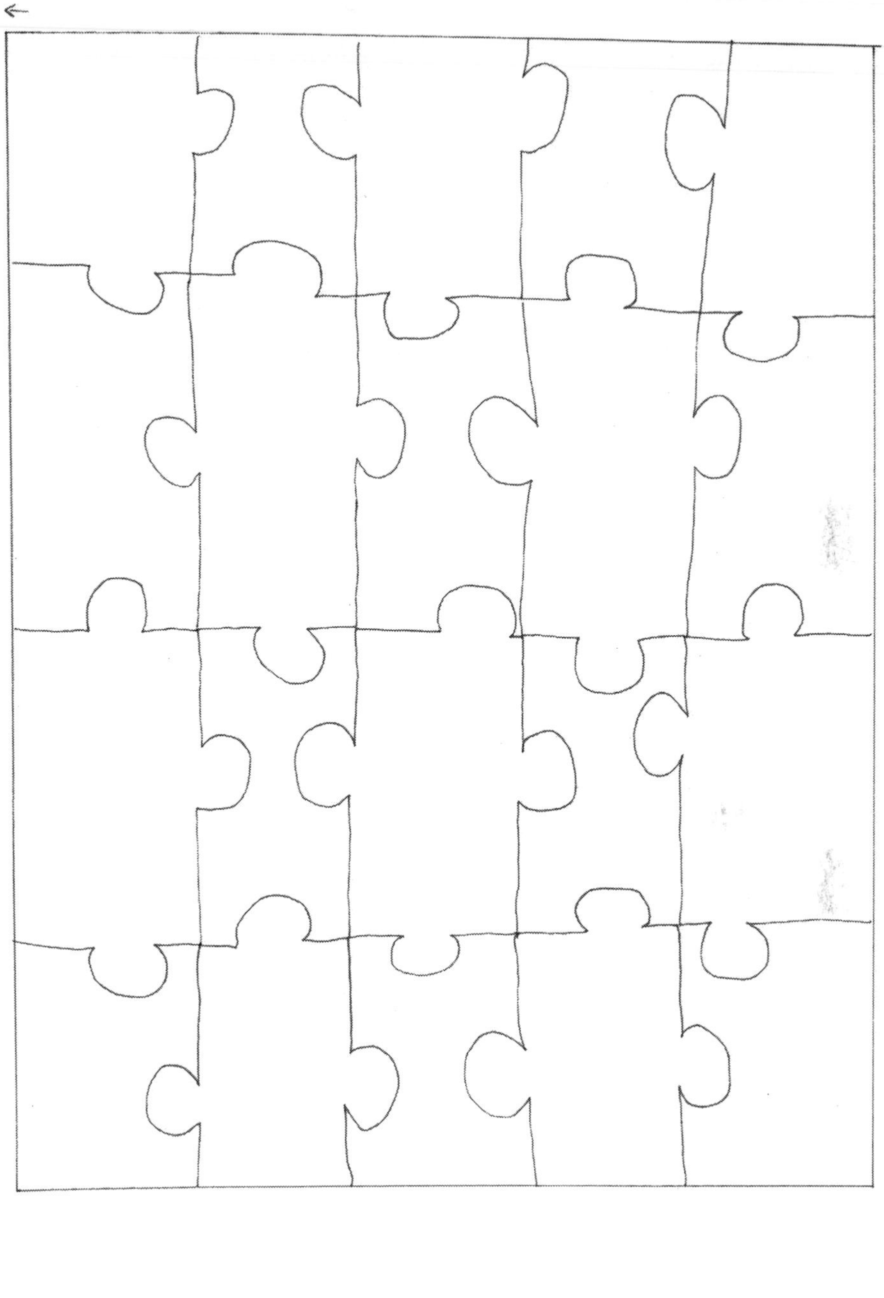

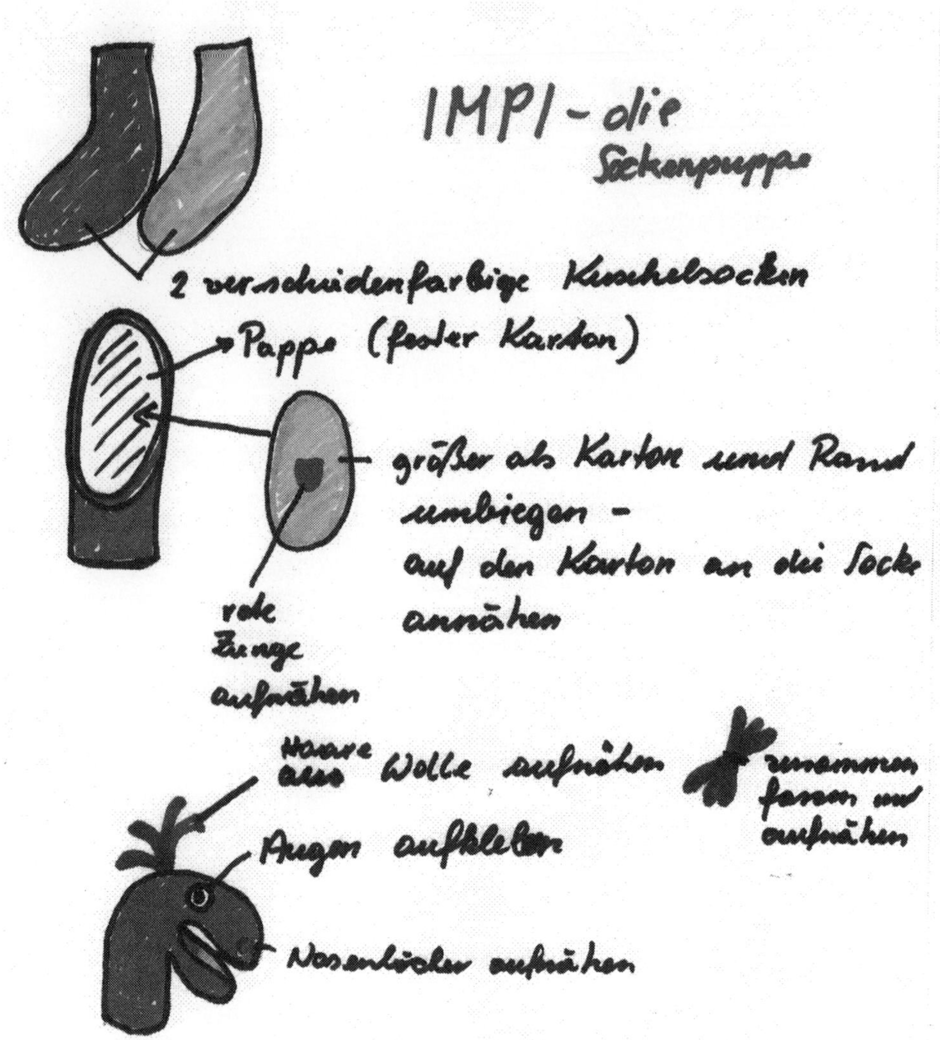
IMPI - die Sockenpuppe
2 verschiedenfarbige Kuschelsocken
Pappe (fester Karton)
größer als Karton und Rand umbiegen - auf den Karton an die Socke annähen
rote Zunge aufnähen
Haare aus Wolle aufnähen
zusammenfassen und aufnähen
Augen aufkleben
Nasenlöcher aufnähen

Hinweiskarten für das Besprechungsforum.

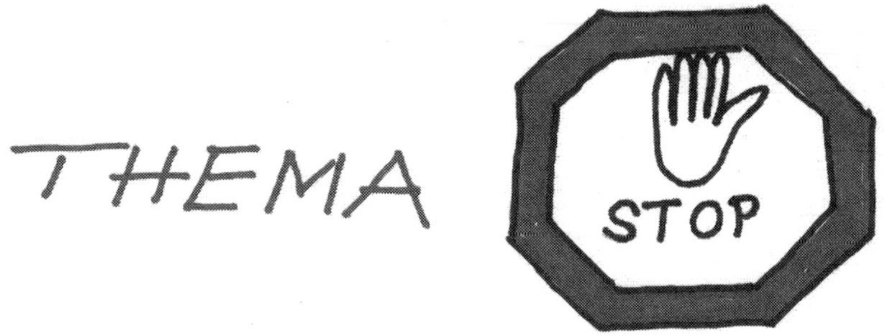

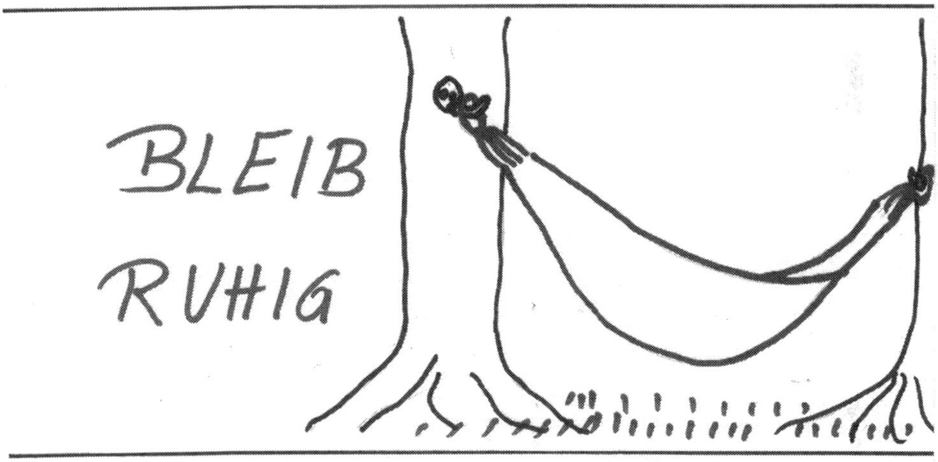

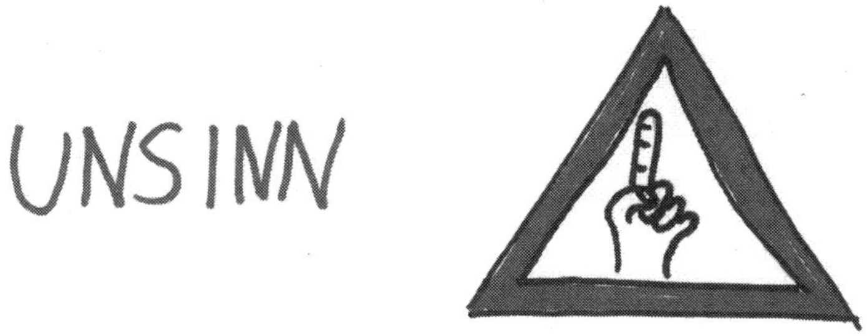

Mögliche Gruppenregeln.

Ich verhalte mich höflich und helfe anderen.

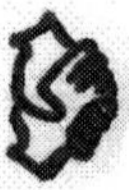

Ich achte auf meine Sprache und spreche verständlich.

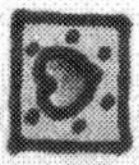

Ich höre hin und lasse andere aussprechen.

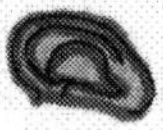

9.2 Materialien zu den Stunden

Material zu Stunde 1 – Goldene Regel 3x zum Ausschneiden.

Was du nicht willst, das man dir tut, das füge auch keinem anderen zu. (genaue Herkunft unbekannt)

Was du nicht willst, das man dir tut, das füge auch keinem anderen zu. (genaue Herkunft unbekannt)

Was du nicht willst, das man dir tut, das füge auch keinem anderen zu. (genaue Herkunft unbekannt)

9.2.1 Material zu den Stunden 1 – 10 – Wochenaufträge

NAME:

AUFTRAG 1 - Thema: Die goldene Regel

TAG	ZEIT	ORT	SITUATION	Die goldene Regel eingesetzt	WIE HAST DU DICH GEFÜHLT?			
Dienstag	09:40	in der Pause	ich wollte jemanden ärgern	nicht gemahct	stolz und stark			

Was kann ich für mich aus dem Auftrag mitnehmen?

NAME:

AUFTRAG 2 - Thema: HINHÖREN KÖNNEN

TAG	ZEIT	ORT	SITUATION	WER HAT ES BEMERKT?	WIE HAST DU DICH GEFÜHLT?			
Montag	10:00	Klasse	Schulübung ohne zweiter Erklärung begonnen.	Lehrerin / Schulkameraden	Ich war stolz auf mich.			

Was kann ich für mich aus dem Auftrag mitnehmen?

9

AUFTRAG 3 - Thema: DAS BIN ICH

NAME:

TAG	ZEIT	ORT	SITUATION	WER FINDET WAS GUT?	WIE HAST DU DICH GEFÜHLT?			
Sonntag	16:00	zu Hause	in meinem Zimmer	Ich habe ein tolles Bild gemalt - Papa/Lob	glücklich			

Was kann ich für mich aus dem Auftrag mitnehmen?

NAME:			AUFTRAG 4 - Thema: WAS FINDE ICH AN ANDEREN GUT?					
TAG	ZEIT	ORT	SITUATION	WEN FINDE ICH WANN GUT?	WIE HAST DU DICH GEFÜHLT?			
Donnerstag	13:00	Klasse	Schule aus	Schulfreud hilft mir beim Einpacken/ oft	Ich habe mich gefreut und mich bedankt.			

Was kann ich für mich aus dem Auftrag mitnehmen?

NAME:		AUFTRAG 5 - Thema: ICH BIN EIN GUTER HELFER						
TAG	ZEIT	ORT	SITUATION	WEM KONNTE ICH HELFEN?	WIE HAST DU DICH GEFÜHLT?			
Samstag	12:00	zu Hause	Mittagessen	Ich decke den Tisch.	Ich freue mich – Mama ist stolz.			

Was kann ich für mich aus dem Auftrag mitnehmen?__________________________________

NAME:

AUFTRAG 6 - Thema: ICH KANN VERTRAUEN

TAG	ZEIT	ORT	SITUATION	WEM / WANN VERTRAUEN?	WIE HAST DU DICH GEFÜHLT?			
Freitag	16:00	zu Hause	Zuerst Zimmer aufräumen, dann mit zum Einkaufen	Mama und Papa / immer	Ich habe mich gefreut.			

Was kann ich für mich aus dem Auftrag mitnehmen? ____________________

____

____

____

____

9

NAME:		AUFTRAG 7 - Thema: ICH ACHTE AUF MICH						
TAG	ZEIT	ORT	SITUATION	ICH ACHTE AUF MICH	WIE HAST DU DICH GEFÜHLT?			
Freitag	13:00	Schule aus	wurde beschimpft	keine Reaktion von mir – zahlt sich nicht aus	zufrieden / stark			

Was kann ich für mich aus dem Auftrag mitnehmen?

NAME:

AUFTRAG 8 - Thema: ICH MÖCHTE MICH VERÄNDERN

TAG	ZEIT	ORT	SITUATION	ICH SEHE VERÄNDERUNG	WIE HAST DU DICH GEFÜHLT?			
Dienstag	11:30	Turnsaal	in Reihe aufstellen	reagiere sofort und höre auf Lehrerin	stolz und zufrieden			

Was kann ich für mich aus dem Auftrag mitnehmen?

NAME:		AUFTRAG 9 - Thema: ICH FÜHLE MICH WOHL						
TAG	ZEIT	ORT	SITUATION	METHODE	WIE HAST DU DICH GEFÜHLT?			
Donnerstag	12:20	Schulhof	Schule aus/ Streit vor Schule	Das macht euch selbst aus.	zufrieden und glücklich			

Was kann ich für mich aus dem Auftrag mitnehmen? ____________________

NAME:									
Beobachtungsbogen vom:	**Montag**	**Dienstag**	**Mittwoch**	**Donnerstag**	**Freitag**	**Samstag**	**Sonntag**	**Summe**	
Datum: -									
Beobachtung - Elternteil									
die goldene Regel beachten									
hinhören können									
helfen können									
vertrauen können									
auf sich selbst achten können									
Beobachtung - selbst									
die goldene Regel beachten									
hinhören können									
helfen können									
vertrauen können									
auf sich selbst achten können									

Nächste Woche möchte ich,... ______________________________

____

9.2.2 Material zu Stunde 9 – Methodenblatt 1

Stunde 9 – Methodenblatt

- **Hill- skill- will** (nach Gardner & Moran (2007): Diese Methoden mit treffenden englischen Namen motivieren, die gestellte Aufgabe zu lösen. Die Aufgabe muss dich fordern (hill), du brauchst dazu das richtige Werkzeug (skill) und den notwendigen Willen, diese zu lösen (will).
- **Schließe die Augen und atme tief durch,** dann klappt es besser. Du kannst dich danach viel besser auf die gestellte Aufgabe konzentrieren.
- **Schließe die Augen** und **zähle** bewusst **von 10 rückwärts** bis eins. Dies hilft ebenfalls deine Konzentration erneut zu bündeln.
- **Stelle dir** die bereits **erledigte Aufgabe** im Geiste **vor** und du tankst in der Sekunde die notwendige Motivation dafür.
- **Schließe deine Augen,** führe deinen Daumen zum Zeigefinger der rechten Hand, bilde damit einen Tropfen und **ziehe** diesen mit der Handfläche nach innen **über dein Gesicht**. Denke dir den Satz: „Bleib ruhig." Im Nu bringt dich das zur Ruhe.
- Finde für **dich Sätze, die dich motivieren** und spreche dir den einen oder anderen Satz vor dem Start der Aufgabe vor. Zum Beispiel: **„Das schaffe ich!"** – „Ich kenne mich aus" – „Das kriege ich hin" – Wenn du daran glaubst, geht es dann viel besser. Du hilfst damit deinem Gehirn positiv an Aufgaben heranzugehen.
- Verhalte dich, wenn andere in **Streit** geraten nicht parteiisch. Lasse dich **nicht** mit **hineinziehen**. Sprich im Kopf vor: **„Das sollen sie sich selbst ausmachen, da mische ich mich nicht ein".**
- Wenn du in **Streitigkeiten** gerätst, **beende** diese, indem du sagst: **„Ich möchte mich nicht streiten",** gibt es keine andere Lösung?
- Wenn du **beleidigt wirst,** schalte auf **„Durchzug".**

9

9.2.3 Material zu Stunde 10 – Fragebogen zu Close-up-Stunde

Stunde 10 – Close up Fragebogen

- Wie heißt die Regel, die du immer einsetzen kannst, wenn du unsicher bist, ob du was tun solltest oder besser nicht?

  ____

- Kannst du diese aufschreiben?

  ____

  ____

- Warum solltest du dich selbst von Zeit zu Zeit beobachten, jetzt und auch wenn unsere Gruppe irgendwann vorbei ist?

  ____

  ____

- Was kannst du tun, wenn dich jemand beleidigt?

  ____

  ____

  ____

Jepp, du hast schon einiges verstanden!

9.2.4 Material zu den Stunden 11 – 10 – Wochenaufträge

NAME:		AUFTRAG 1 - Thema: SO WILL ICH SEIN						
TAG	ZEIT	ORT	SITUATION	SO WILL ICH SEIN	WIE HAST DU DICH GEFÜHLT?			
Dienstag	09:40	in der Pause	wollte von jem. etwas borgen	habe höflich darum gebeten	glücklich und stolz			

Was kann ich für mich aus dem Auftrag mitnehmen? ______________________________

____

____

____

____

NAME:

AUFTRAG 2 - Thema: MIT MEINEN GEFÜHLEN UMGEHEN KÖNNEN

TAG	ZEIT	ORT	SITUATION	MEINE GEDANKEN DABEI?	WIE HAST DU DICH GEFÜHLT?			
Montag	10:00	Klasse	nicht zum Geburtstag meines Freundes eingeladen - traurig	Bin ich sein Freund? Hat er mich vergessen?	Ich wollte weinen - traurig - Gefühl stimmt			

Was kann ich für mich aus dem Auftrag mitnehmen?

9

NAME:		AUFTRAG 3 - Thema: MIT DEN GEFÜHLEN ANDERER UMGEHEN						
TAG	**ZEIT**	**ORT**	**SITUATION**	**MEINE GEDANKEN DABEI?**	**WIE HAST DU DICH GEFÜHLT?**			
Sonntag	16:00	zu Hause	Bruder hat ein neues Bett	Er hat toll aufgeräumt/ hat fleißig gearbeitet	Ich freue mich für ihn – Freude – Gefühl stimmt			

Was kann ich für mich aus dem Auftrag mitnehmen?

NAME:		AUFTRAG 4 - Thema: KRITIK - WAS SAGT MIR DAS?						
TAG	ZEIT	ORT	SITUATION	WAS SAGT MIR DAS?	WIE HAST DU DICH GEFÜHLT?			
Donnerstag	13:00	Klasse	Mach deine Schultasche zu	Achtung: Es könnte etwas rausfallen	Dankbar für Hinweis/war kein schlimmer Fehler			

Was kann ich für mich aus dem Auftrag mitnehmen?

9

NAME:

AUFTRAG 5 - Thema: DISKUSSION = KAMPF (will nicht)

TAG	ZEIT	ORT	SITUATION	ICH WILL NICHT KÄMPFEN	WIE HAST DU DICH GEFÜHLT?			
Samstag	12:00	zu Hause	Diskussion übers Aufräumen	Ich räume auf und diskutiere nicht.	Ich freue mich – Mama ist stolz.			

Was kann ich für mich aus dem Auftrag mitnehmen?

NAME:

AUFTRAG 6 - Thema: RÜCKMELDUNGEN SIND WERTVOLL

TAG	ZEIT	ORT	SITUATION	WERTVOLLE RÜCKMELDUNG	WIE HAST DU DICH GEFÜHLT?			
Freitag	16:00	zu Hause	ich backe einen Kuchen	Mehl in Form / Mama kennt sich aus	Dankbarkeit und Freude			

Was kann ich für mich aus dem Auftrag mitnehmen?

NAME:		AUFTRAG 7 - Thema: ICH DENKE VORHER NACH						
TAG	**ZEIT**	**ORT**	**SITUATION**	**IDEE + / -**	**WIE HAST DU DICH GEFÜHLT?**			
Freitag	13:00	Schule aus	Idee: Höhle bauen im Garten	Im Garten Idee – / im Wald +	glücklich / ich habe vorher nachgedacht			

Was kann ich für mich aus dem Auftrag mitnehmen?

NAME:		AUFTRAG 8 - Thema: ICH BIN SO, WIE ICH SEIN WILL						
TAG	**ZEIT**	**ORT**	**SITUATION**	**ICH HANDLE SELBST ÜBERLEGT**	**WIE HAST DU DICH GEFÜHLT?**			
Dienstag	11:30	Turnsaal	anstellen zum Hinausgehen	überlege/ stelle mich an / das macht Sinn	stolz und zufrieden			

Was kann ich für mich aus dem Auftrag mitnehmen?

9

NAME:		**AUFTRAG 9 - Thema: MICH MÖGEN ANDERE**						
TAG	**ZEIT**	**ORT**	**SITUATION**	**MICH MÖGEN ANDERE**	**WIE HAST DU DICH GEFÜHLT?**			
Donnerstag	12:20	Schulhof	Soll mich zu Freunden stellen?	Andere sehen, dass ich was beitragen kann.	froh, zufrieden und glücklich			

Was kann ich für mich aus dem Auftrag mitnehmen?

ImpKon- Training der Impulskontrolle

Was kann ich für mich aus dem Auftrag mitnehmen?

Wochenaufträge 11-19

9.2.5 Material zu Stunde 14 – Beispiele zu Stunde Festigungsstunde 4

- **Beispiel 1**

Kind liest vor: „Jetzt schaue dir diese Unordnung an, obwohl du gesagt hast, dass du aufgeräumt hast. Ich weiß, dass du das noch nicht kannst."

Antwort der Trainerin/des Trainers: „Ich bringe das sicher in Ordnung, aber wenn ich es nie probiere, dann kann ich es ja nicht können."

- Welcher Teil war dabei sachlich, welcher emotional?

Ja, diese Aussage war emotional, die Antwort war sachlich.

- **Beispiel 2**

Kind liest vor: „Ich würde mich freuen, wenn du noch besser aufräumst."
Antwort der Trainerin/des Trainers: „Ja, kannst du mir bei diesen Dingen auf dem Tisch helfen, da weiß ich nicht genau, wo ich diese verstauen soll. Aus diesem Grund liegen sie noch herum."

Ja, die erste Aussage war eine Ich-Botschaft – ein Gefühl in Kombination mit einer sachlichen Aussage. Die Antwort war sachlich.

- **Beispiel 3**

Kind liest vor: „Räume endlich auf!"

Antwort der Trainerin/des Trainers: „Hab ich ja schon."

Beide Teile waren emotional.

- Was löst was bei dir aus?

Berufe raten- Festigungsstunde 4: Kellner/in, Bäcker/in, Verkäufer/in, Frisör/in, Lehrer/in, Automechaniker/in, Raumpfleger/in, Maler/in, Fliesenleger/in, Gärtner/in,

9.2.6 Material zu Stunde 19 – Männchen – Arbeitsblatt

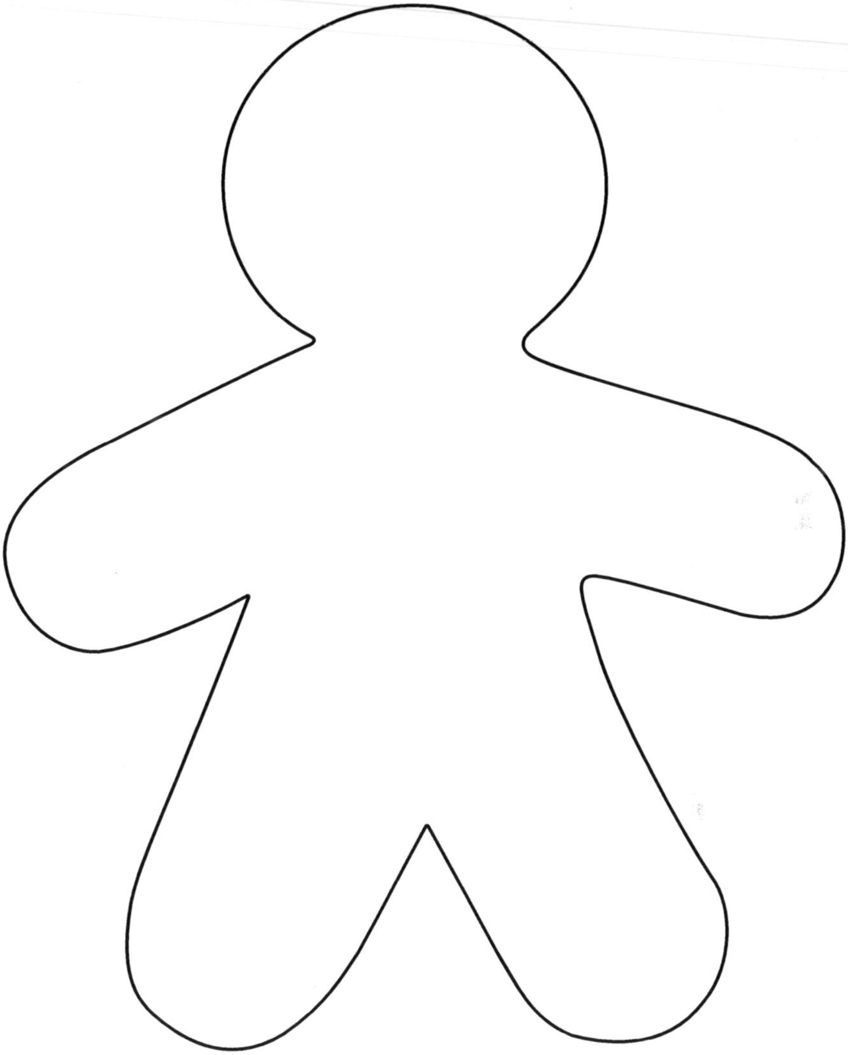

9.2.7 Material zu Stunde 19 – Methodenblatt 2

1. **Die FSK – Methode: Was ist das?**
   Die FSK – Methode heißt: HANDLE FOKUSSIERT, STRUKTUREIERT UND KONZENTRIERT!
   Vorteil: Du weißt, was du willst, kennst dein Ziel, du kennst den Weg, du erreichst dein Ziel leichter!
2. **Sei FOKUSSIERT?**
   Fokussiere deine gesamte Energie auf die Situation / die Handlung / die Arbeit, die du gerade machen und gut schaffen möchtest.
   Vorteil: Du bist nicht abgelenkt und kannst deine volle Energie dafür einsetzen!
3. **Sei STRUKTURIERT?**
   Überlege dir genau, wie du zum Ziel kommen kannst, also mache dir im Kopf einen PLAN – Wenn du den Plan hast, arbeite ihn Schritt für Schritt ab, dann kannst du es schaffen!
   Vorteil: Du kennst das Ziel und deinen Plan. Mit einem Plan geht es immer leichter!
4. **Sei KONZENTRIERT?**
   Arbeite und handle immer konzentriert, also sei dir bewusst, was du gerade tust und checke vorher die Folgen deines Handelns ab, damit du sicher sein kannst, dass du am richtigen Weg bist!
   Vorteil: Wenn du weißt, wo du hinwillst und wie du dort hinkommst, gelingt es dir leichter. Wenn du die Folgen deines Handelns kennst, wirst du nicht überrascht sein, wenn die erwartete Folge eintritt.

Also, mit FSK gelingt alles, probiere es aus und mache dich auf deinen Weg zum Erfolg!

9.2.8 Material zur Stunde 20 – Fragebogen zur Close- up Stunde

Stunde 20 – Close up Fragebogen

- Was nimmst du aus dem Training mit?

  ____

  ____

  ____

  ____

  ____

  Warum?

  ____

  ____

  ____

  ____

- Welche Möglichkeiten hat dir Impi gezeigt, die du auf alle Fälle einsetzen möchtest?

  ____

  ____

  ____

  ____

  ____

- Warum solltest du dich selbst von Zeit zu Zeit beobachten?

  ____

  ____

  ____

Jepp, du kannst es!

9.2.9 Material für die Elternrunde – Frage- Evaluationsbogen

Beobachtungen von Elternseite – ImpKon

Nach Abschluss der 20 Stunden- Einheiten ImpKon möchte ich folgende Beobachtungen festhalten:

Positive Veränderungen:

____

____

____

____

____

____

Gleichbleibendes Verhalten:

____

____

____

____

____

____

Negativ sichtbare/ merkbare Veränderungen

____

____

____

____

____

____

Vielen Dank für Ihre Rückmeldung!

9.2.10 Material für Eltern – Beobachtungsbogen für die weitere Förderung der Impulskontrolle

NAME:										
Beobachtungsbogen vom:	**Montag**	**Dienstag**	**Mittwoch**	**Donnerstag**	**Freitag**	**Samstag**	**Sonntag**	**Summe**		
Datum:										
Beobachtung- Elternteil										
die golden Regel bechten										
hinhören können										
helfen können										
vertrauen können										
auf sich selbst achten können										
Beobachtung- selbst										
die goldene Regel beachten										
hinhören können										
helfen können										
vertrauen können										
auf sich selbst achten können										
Nächste Woche möchte ich,…										

9.2.11 Spieleliste

In der Spieleliste sind nun einige Spiele angeführt, welche einerseits bereits im Manual vorgesehen sind, aber auch jene, die einmal so zwischendurch eingesetzt werden können, zum Beispiel als Belohnung, wenn die Stunde einmal früher zu Ende ist, wenn eine Spielstunde angesetzt ist, u.v.m. Es handelt sich dabei um Spiele, welche schnell erklärt und leicht umsetzbar sind und in der Gruppe bereits oft und gerne erprobt worden sind. Gutes Gelingen und viel Spaß beim gemeinsamen Spielen.

Das GefühlsMix Spiel / Therapiespiel
Vogt, M. & Vogt-Sitzler, F. (2008). Das GefühlsMix Spiel. Bremen: Manfred Vogt Spieleverlag.
Gruselino
Geelhoed, L. (1999). Gruselino. Ravensburg: Ravensburger Spieleverlag.
Halli Galli
Shafir, H. (1991). Halli Galli. Dietzenbach: Amigo Spiel + Freizeit GmbH.
Kuh & Co
Birkinshaw, A. (2004).Kuh & Co Ravensburg: Ravensburger Spieleverlag.
L.A.M.A.
Knizia, R. (2019). L.A.M.A. Dietzenbach: Amigo Spiel + Freizeit GmbH.
NANU
Meister, H. (2007). NANU. Ravensburg: Ravensburger Spieleverlag.
Sonne / Sand – Animationsspiel: einfügen, wie Vorlage!
Ubongo
Reichtman, G. (2007). Ubongo. Stuttgart: Kosmos Verlag.

Serviceteil

Literatur – 126

D. Freiberger, *Training der Impulskontrolle*, https://doi.org/10.1007/978-3-658-26840-4

Literatur

Barkley, R. A. (1997). Behavioral inhibition, sustained attention, an executive functions: Constructing a unifying theory of ADHD. *Psychological Bulletin, 121*, 65–94.

Döpfner, M., Lehmkuhl, G. & Steinhausen, H. C. (2006). *Kinder-Diagnostik- System KIDS 1 – Aufmerksamkeitsdefizit – und Hyperaktivitätsstörung (ADHS) – Fragebogen EF- PF*. Göttingen: Hogrefe.

Drechsler, R., & Steinhausen, H. C. (2013). *BRIEF – Verhaltensinventar zur Beurteilung exekutiver Funktionen*. Bern: Hans Huber.

Goodman, R. (1997). SDQ-Deu. The Strenghts and Difficulties Questionnaire: A research note. *Journal of child Psychology and Psychiatry, 38*, 581–586.

Jacobs, C., & Petermann, F. (2008). *Training für Kinder mit Aufmerksamkeitsstörungen. Das neuropsychologische Gruppenprogramm ATTENTIONER* (2., überarbeitete Aufl.). Göttingen: Hogrefe.

Jerusalem, M., Drössler, St., Kleine,D., Klein-Heßling, J., Mittag, W., & Röder, B. (2009). *SWE – Förderung von Selbstwirksamkeit und Selbstbestimmung im Unterricht – Skalen zur Erfassung von Lehrer und Schülermerkmalen*. Berlin: Humboldt-Universität zu Berlin.

Kubesch, S. (2014). *Exekutive Funktionen. Neurowissenschaftliche Grundlagen und Transfer in die pädagogische Praxis* (2, aktualisierte u. erweiterte Aufl.). Bern: Hogrefe.

Lauth, G. W., & Naumann, K. (2009). *ADHS in der Schule*. Weinheim, Basel: Beltz.

Michalak, J., Heidenreich, T., & Williams, J. M. (2012). *Achtsamkeit. Fortschritte der Psychotherapie*. Göttingen: Hogrefe.

Schneider, S., & Margraf, J. (2009). *Lehrbuch der Verhaltenstherapie* (Bd. 3)., Störungen im Kindes- und Jugendalter Heidelberg: Springer.

Weltgesundheitsorganisation, Dilling, H., Mombour, W., & Schmidt, M. H. (2008). *Internationale Klassifikation psychischer Störungen – ICD-10 Kapitel V(F). Klinisch-diagnostische Leitlinien* (6. vollständig überarbeitete Aufl.). Bern: Huber.

Ziegler, A., Stöger, H., & Grassinger, R. (2010). Diagnostik selbstregulierten Lernens mit dem FSL-7. *Journal für Begabtenförderung, 10*(1): 24–33. Innsbruck-Wien: StudienVerlag.

Zeitfracht Medien GmbH
Ferdinand-Jühlke-Straße 7
99095 Erfurt, Deutschland
produktsicherheit@kolibri360.de